國家古籍整理出版專項經費資助項目

中華古籍保護計劃

ZHONG HUA GU JI BAO HU JI HUA CHENG GUO

·成果·

中華醫藏

第三編

叢書卷

醫學粹精

（清）陳嘉璴 輯

《中華醫藏》編委會 編

江凌圳 主編

國家圖書館出版社

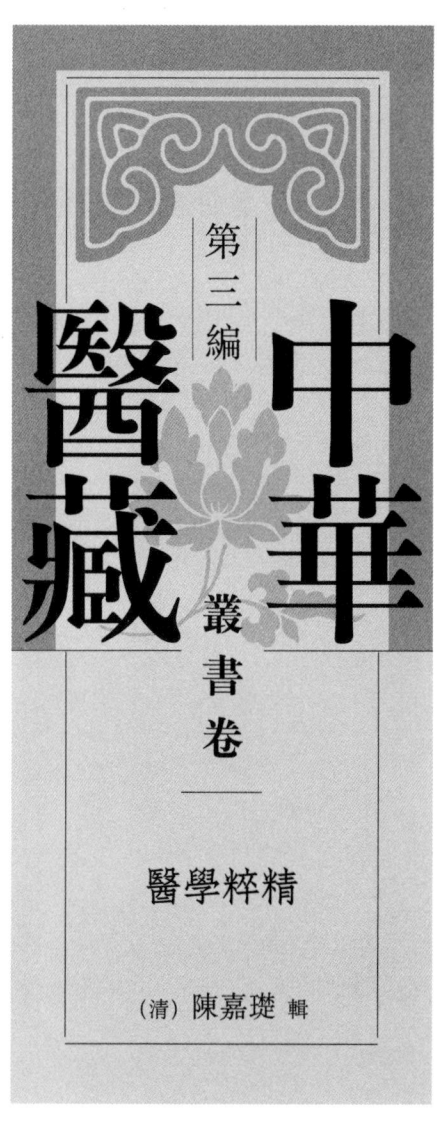

圖書在版編目(CIP)數據

醫學粹精/(清)陳嘉璴輯;《中華醫藏》編委會編;江凌圳主編.北京:國家圖書館出版社,2024.8.--(中華醫藏·第三編·叢書卷).--ISBN 978-7-5013-8131-9

Ⅰ.R2-52

中國國家版本館CIP數據核字第20246KM293號

書　　名　醫學粹精
著　　者　(清)陳嘉璴 輯
叢 書 名　中華醫藏·第三編·叢書卷
著　　者　《中華醫藏》編委會 編　江凌圳 主編
項目統籌　殷夢霞
責任編輯　張愛芳　靳　諾　宋紅垚
編　　務　湯紅霞
封面設計　敬人書籍設計工作室

出版發行　國家圖書館出版社(北京市西城區文津街7號　100034)
(原書目文獻出版社　北京圖書館出版社)
010-66114536　63802249　nlcpress@nlc.cn(郵購)
網　　址　http://www.nlcpress.com
印　　裝　北京金康利印刷有限公司
版次印次　2024年8月第1版　2024年8月第1次印刷

開　　本　787×1092　1/16
印　　張　38.5
書　　號　ISBN 978-7-5013-8131-9
定　　價　800.00圓

《中華醫藏》規劃指導委員會　編纂委員會
專家委員會人員名單（二〇一二年）

規劃指導委員會

主任委員：蔡　武　王國强

副主任委員：楊志今　周和平　李大寧

委　　員：趙　雯　于　群　劉小琴　詹福瑞　蘇　國　石鵬建　閆　金　王　居
孫光奇　裴　颷　段　勇　王　煉　桑濱生　李　昱　晋保平

規劃指導委員會辦公室

主　　任：劉小琴

副 主 任：張志清　李　昱

成　　員：尹壽松　王思成　崔　蒙　柳長華　王振國

專家委員會

顧　　問：傅熹年　丁　瑜　王　堯　安平秋

主任委員：李致忠　王永炎

副主任委員：曹洪欣

委　　員（按姓氏筆畫排序）：

王玉川　石學敏　史金波　白化文　朱良春　朱鳳瀚　李今庸　李經緯

余瀛鰲　馬繼興　陸廣莘　陳可冀　張燦玾　程莘中　路志正　鄧鐵濤

注：《中華醫藏》規劃指導委員會、編纂委員會、專家委員會人員名單據二〇一二年八月文化部、國家中醫藥管理局『關於成立《中華醫藏》規劃指導委員會、《中華醫藏》編纂委員會、《中華醫藏》專家委員會的通知』（文公共函〔二〇一二〕一五八五號）

《中華醫藏》規劃指導委員會　編纂委員會

專家委員會人員名單（二〇二二年）

規劃指導委員會

主任委員：胡和平　余艷紅　于文明

副主任委員：張　旭　熊遠明　王志勇

委　　員：馬秦臨　李　宏　陳彬斌　張志清　唐愛華　孫志誠　王新祥　王啓明

王小龍　張劍輝　羅　静　崔建民　王思成　劉群峰　李　昱　陳榕虎

規劃指導委員會辦公室

主　　任：陳彬斌　李　昱

副 主 任：張志清　陳榕虎

成　　員：湯　琳　邱　岳　賀曉路　李海燕　蕭永芝　王振國

編纂委員會

專家委員會

顧　　問：傅熹年　丁　瑜　王　堯　安平秋

主任委員：周和平　李致忠　王永炎

副主任委員：曹洪欣

委　　員（按姓氏筆畫排序）：

于智敏　王　琦　王玉川　王旭東　王莒生　王振國　王國辰　石學敏
史金波　白化文　仝小林　邢玉瑞　朱良春　朱鳳瀚　伊廣謙　李大寧
李今庸　李秀明　李宗友　李經緯　李鴻濤　余瀛鰲　沈澍農　武繼彪
孟慶雲　胡曉峰　柳長華　段逸山　馬繼興　高文柱　陸廣莘　陳可冀
陳其廣　黃龍祥　崔　蒙　張如青　張志斌　張華敏　張瑞賢　張燦玾
萬　芳　董洪利　程毅中　焦振廉　楊成凱　楊金萍　裘　儉　甄　艷
路志正　趙京生　臧守虎　鄭金生　鄧鐵濤　魯兆麟　劉保延　劉時覺
諸國本　潘桂娟　薛清祿　錢超塵　嚴世芸　嚴季瀾

注：《中華醫藏》規劃指導委員會、編纂委員會、專家委員會人員名單據二〇二二年六月文化和旅遊部、國家中醫藥管理局『關於調整《中華醫藏》規劃指導委員會、編纂委員會、專家委員會的通知』（文旅公共發〔二〇二二〕六八號）

前言

中醫藥是中華民族的偉大創造，是包括我國漢族和少數民族醫藥在内的各民族醫藥的統稱，具有悠久的歷史傳統、獨特的理論體系和豐富的技術方法，反映了中華民族對自然、生命、健康和疾病的認識，是我國獨具特色優勢的衛生、經濟、科技、文化和生態資源，具有科學和人文雙重屬性。中醫藥古籍承載着中華民族特有的精神價值、思想智慧和生命健康知識，蘊含着豐富而寶貴的原創思維、獨特理論和實踐經驗，是養生保健、防病治病理論與方法的寶藏，更是中醫藥科技創新和學術進步的源泉。發掘、整理、保護和利用中醫藥古籍，不僅是弘揚中華優秀傳統文化的重要舉措，也是傳承中醫藥學術精華、促進中醫藥原始創新的必由路徑。

毛澤東同志指出：『中國醫藥學是一個偉大的寶庫，應當努力發掘，加以提高。』在黨和政府的大力支持與推動下，我國持續開展了中醫藥古籍普查、整理和研究工作。1954年11月，《中共中央批轉中央文委黨組關於改進中醫工作問題的報告》中提出，『整理出版中醫書籍：出版中醫中藥書籍，包括整理、編輯和翻印古典的和近代的醫書』，係中央對中醫藥古籍工作的首次指示，對推動中醫藥古籍工作起到了重要作用。《1963—1972年科學技術發展規劃綱要》將『整理和注解歷代中醫名著』列爲工作任務，中醫藥古籍工作首次被納入國家規劃。爲落實全國《古籍整理出版規劃（1982—1990）》，自1982年起，原衛生部先後下達了二百餘種中醫藥古籍整理研究任務，整理出版了一批經典中醫藥古籍。2005年，財政部設立專項，實施了『中醫古籍搶救工程』。2010年，財政部支持國家中醫藥管理局實施公共衛生專項資金項目『中醫藥古籍保護與利用能力建設』，成果彙成《中國古醫籍整理叢書》陸續出版。同時，在有關部門的推動下，國家圖書館（國家古籍保護中心）、中國中醫科學院中醫藥信息研究所（全國中醫行業古籍保護中心）組織全國專家學者開展了大量調研工作，從一萬三千餘種中醫藥古籍中遴選古籍元典二千二百八十九種，初步形成了《中華醫藏》選目；在進行全國古籍普查的基礎上推進中醫藥古籍普查，編纂中醫藥古籍普查登記目録，進一步理清了中醫藥古籍的存世狀況。這些工作的開展，使得中醫藥古籍保護、整理和研究工作薪火相傳，延續至今。

習近平總書記指出，『中醫藥學是中國古代科學的瑰寶，也是打開中華文明寶庫的鑰匙』，强調要『切實把中醫藥這一祖先留給我們的寶貴財富繼承好、發展好、利用好』。黨的十八大以來，歷久而彌新的中醫藥學迎來了天時、地利、人和的歷史發展機遇，中醫藥古籍工作得到前所未有的重視和加强。2019年，《中共中央 國務院關於促進中醫藥傳承創新發展的意見》提出『挖掘和傳承中醫藥寶庫中的精華精髓。加强典籍研究利用，編撰《中華醫藏》』。2022年，中共中央辦公廳、國務院辦公廳印發的《關於推進新時代古籍工作的意見》，提出『梳理挖掘古典醫籍精華，推動中醫藥傳承創新發展，增進人民健康福祉』。系統總結、整理、挖掘中醫藥古籍資源，夯實中醫藥學進一步發展的理論基礎，促進中醫藥傳承創新發展，努力保障人民身心健康，增進社會福祉，成爲行業期待、社會所需和時代召喚。

爲此，在全國古籍普查工作已取得重大成果的今天，去粗取精，去僞存真，將中醫藥古籍的元典和精華萃爲一編尤爲重要，是一項强固中醫藥傳承創新發展大厦基石的偉大工程。

2018年，財政部正式將《中華醫藏》列入『中華古籍保護計劃』立項資助，由文化和旅游部牽頭，國家中醫藥管理局組織推進，國家圖書館（國家古籍保護中心）、中國中醫科學院中醫藥信息研究所（全國中醫行業古籍保護中心）具體實施。全國二十八家單位、三十四個課題組、近千名專家學者參與，國内外二百餘家古籍館藏機構支持項目實施。

《中華醫藏》是集保存、研究、利用爲一體的中醫藥古籍再生性保護項目。萃取精華、呈現元典，與部次流别、提要鈎玄是這套大型叢書的兩項核心工作，同時致力於推動中醫藥古籍的學術研究與資源開放共享。一方面通過深入細緻的目録學研究和全面實地考察，收録涵蓋中醫藥經典著作、各學科領域源頭性與代表性著作、歷代醫藥名家名著等，所選版本力求最精，采用『編』『類』相結合的方式，集成編纂，以先進的技術手段影印出版，使得珍貴醫籍化身千百，分藏各地，用之當代，垂之後世，架起中醫藥古籍保護和利用的橋梁。另一方面通過『辨章學術，考鏡源流』，形成每一類目的『類序』和每一書目的『提要』，可以爲科學研究提供豐富的文獻基礎，爲文化、教育和相關産業提供系統便捷的研究資料，爲臨床實踐、養生保健提供寶貴的經驗，使後世學者能『即類求書，因書究學』，真正做到『人守其學，學守其書，書守其類』。

《中華醫藏》是國家重大文化工程，是中醫學傳承創新發展的基礎性學術巨著，也是盛世修典的重要體現。《中華醫藏》之『藏』是中國古代醫學典籍之『藏』，不僅是中醫藥古籍文獻的系統彙集和影印出版，更是嚴謹的學術研究和體系創新；既是對存世重要古典醫籍的集結彙總和分類編次，也是對中醫藥學術發展史的一次系統梳理，是歷代傳世醫藥文獻系統研究整理的最新成果。通過遴選編修、影印出版，引領具有版本價值、學術價值和臨床價值的珍貴典籍走出秘閣、服務社會，昭示先賢智慧，傳承醫統正脉，引導原始創新，保護原創權益，爲後世留下一座恢宏而實用的寶庫，意義和價值重大，必將爲加快構建中國特色、中國風格、中國氣派的中醫藥學科體系、學術體系和話語體系，爲中華文明的偉大復興做出更大的貢獻！

編纂一部賅括古今、薈萃百家、涵蓋各科，全面反映中醫藥學發展歷程和成就的大型醫學叢書，是幾代中醫藥學人的夢想。在《中華醫藏》的編纂過程中，全體同仁群策群力，同心同德，不畏艱難，奔走於全國各地，搜采秘本佳籍。同時，該項目得到了社會各界的廣泛支持，許多專家不顧年高事繁，事必躬親，爲項目實施建言獻策、保駕護航。值此《中華醫藏》出版之際，謹對財政部、文化和旅游部、國家中醫藥管理局、中國社會科學院等部委單位的大力支持、悉心指導，對社會各界的鼎力襄助、中醫藥行業同仁的辛勤付出致以崇高的敬意和衷心的感謝！

《中華醫藏》編纂委員會

二〇二二年十月十日

凡例

一、《中華醫藏》是『中華古籍保護計劃』的一項重大成果，由文化和旅游部牽頭，國家中醫藥管理局組織推進，國家圖書館（國家古籍保護中心）、中國中醫科學院中醫藥信息研究所（全國中醫行業古籍保護中心）具體實施。其編纂宗旨爲保護、傳承、整理、利用中醫藥古籍，着力推動中醫藥古籍的學術研究與資源開放共享，揭示中醫藥發展源流，推動中華傳統醫藥科技發展與文化守正創新。

二、《中華醫藏》選録歷代中醫藥經典醫籍，在選擇版本時注重珍稀孤罕善本和有藝術特色的繪刻佳本，共計二千二百八十九種，其中民族醫藥古籍二百二十四種。

三、選録範圍：

（一）寫印於1911年以前（含1911年）的中醫藥古籍，其中民族醫藥古籍年限適當後延；

（二）收録中醫藥古籍僅限紙質文獻；

（三）適當收録在國外寫印的、由中國人編撰的中醫藥著作；

（四）民族醫藥古籍僅爲用漢文或民族文字著述者；

（五）適當收録分散載於《道藏》等各類叢書、類書和文集中的醫、藥、養生論著。

四、選録原則：

（一）中醫藥經典著作及其注釋研究著作。原書已佚的經典著作，選擇最佳輯本；

（二）中醫藥各學科代表著作、源頭性著作；

（三）歷代醫藥名家名著；

（四）地區代表性醫藥著作，如地方本草、地方病專著等；

（五）具有民間特色的中醫藥著作，如鈴醫、草藥醫及行之有效的特殊療法等；

（六）歷代醫事制度、醫家傳略、醫史著作等。

五、本書選録中醫藥古籍儘量選取其存世（包括國内外）最早、最完好、刻印或抄録最佳的版本爲底本；選録之書版本殘損者，進行書版補佚。補配原則如下：

（一）選録古籍的同一版本。某些卷帙分藏數地，則通過補配合成完璧；

（二）補配時，在全面調研的基礎上，選定主體底本（主體底本應是同一版本的古籍中書品狀况最爲完好者），依據主體底本的殘損缺佚情况選擇該書同一版本的其他藏品進行補配，并注明殘損缺佚及補配的相關信息。

六、本書按分類編年法編排：

（一）全書設二級結構，第一級爲『編』，第二級爲『類』。全書分四編，具體如下：

第一編：醫經（内經、難經）、傷寒金匱、本草、養生、醫史；

第二編：藏象、運氣、病因病機、針灸推拿、經絡骨度、診法、方書；

第三編：通論、内科、外科、傷科、女科、兒科、温病、眼科、咽喉口齒、醫案醫話、叢書；

第四編：藏醫、蒙醫、維吾爾醫、傣醫、彝醫。

（二）類下具體書籍大致依照成書年排列；成書年不詳者，依據刊刻或抄録年排列；刊刻或抄録年不詳者，依據著者卒年或大致生活年代排列；著者卒年或大致生活年代亦不詳者，依據書籍著録版本大致年代排列。

七、爲體現全書『辨章學術，考鏡源流』的功用，在每類類名下設有類序，每書書名下設有内容簡介。各書書名和著者，大體按照卷端著録。各部分文字涉及异體字的，統一使用規範漢字。

《叢書卷》編纂人員名單

主　審：盛增秀　朱建平　臧守虎

主　編：江凌圳

副主編：莊愛文　高晶晶　李曉寅　丁立維

編　委（按姓氏筆畫排序）：

丁立維　王　英　毛偉波　石芹芹　朱建平

竹劍平　江凌圳　安　歡　李延華　李　健

李曉寅　余　凱　周　維　孟子蛟　胡　晶

莊愛文　高晶晶　陳秀琳　孫舒雯　崔一迪

《叢書卷》類序

『叢書』一詞最早見於唐代韓愈《剥啄行》『門以兩版，叢書於間』，意爲聚集書籍。而作爲書籍類别的叢書，亦稱叢刊、叢刻等，即根據一定目的和使用對象，將兩種或以上獨立成書的書籍在一個總名下彙編爲一書。常見含括多個類别的綜合性叢書和單一類别的專門性叢書。叢書之體始自齊梁，叢書之名始見於唐代《笠澤叢書》（名爲『叢書』，實爲雜文集）。現存最早的叢書一般認爲是南宋嘉泰二年（1202）俞鼎孫、俞經的《儒學警悟》，惜其流傳不廣。

醫學類叢書屬於專門性叢書。現存最早的醫學類叢書爲南宋楊士瀛所撰《新刊仁齋直指》，含子書四種，包括《新刊仁齋直指附遺方論》《新刊醫脉真經》《新刊傷寒類書活人總括》《新刊仁齋直指小兒附遺方論》，該叢書總書名與子書《新刊仁齋直指》相同，係以子書名代叢書總書名。

最早見於書目著録的醫學類叢書爲元代杜思敬輯《濟生拔粹》，又名《濟生拔粹方》，選取金元時期張元素及其弟子、門人等名家醫籍十九種，擇其尤切用者，節而録之，門分類析，有論有方，雖爲節本，但對傳播、保存以及校訂金元醫籍等方面均有重要的意義，極具文獻學價值。

隨着學術的發展、印刷術的普及，明代整理、輯録叢書較多，在編纂、刊印方面取得了相當成就。醫學類叢書常見兩種類型，一是個人或家族對醫籍的彙纂，如《汪石山醫書》《景岳全書》；一是藏書家、刻書家對不同醫籍的彙刊，如胡文焕《醫家萃覽》、余象斗《必用醫學須知》。

清代是醫學叢書編纂的繁榮時期，數量逾百種，遠超前代之和。有名醫撰著，如陳念祖《南雅堂醫書全集》、王士雄《潛齋醫書五種》等；有藏書家編輯，如葉志詵《漢陽葉氏叢刻》、丁丙《當歸草堂醫學叢書》；還有官方編纂醫學叢書，如太醫院編《脉學本草醫方全書》。

民國時期，叢書又有新的發展，出現了影響深远的大型綜合性叢書，如《四部叢刊》《四部備要》等。此外，叢書編纂突破四部分類體系，如《叢書集成》以實用與罕見爲標準，分爲十大類。在此影響下，醫學叢書的編纂亦層出不窮。著名的有裘慶元編《三三醫書》，收録《温熱逢源》等九十九種醫書；錢季寅輯《影印古本醫學叢書》，收録《古本難經闡注》等十種；國醫書局輯《國醫小叢書》，收録《時疫白喉捷要》等三十四種；曹炳章輯《中國醫學大成》，收輯

《靈樞識》等一百三十餘種；裘慶元輯《珍本醫書集成》，收録《内經素問校義》等九十種；陳存仁輯《皇漢醫學叢書》，收録《素問識》等七十二種。皆具内容豐富、類别多樣的特點，對於醫籍的傳播和保存起到了極大的作用。

經過歷代叢書的編纂，中醫古籍大部分被收入醫學叢書，中醫古籍目前流傳的版本也以叢書居多。編纂刊布醫學叢書，對於醫家專人、醫學專題、地方性醫學的研究，保存醫學文獻，尤其是一些篇幅較短小、容易散佚的文獻，具有十分重要的作用。故清代張之洞《書目答問》謂：『叢書最便學者，爲其一部之中，可該群籍，搜殘存佚，爲功尤巨，欲多讀古書，非買叢書不可。』

醫學叢書類目始創於日本高島久也、岡田昌春合編的《躋壽館醫籍備考》，此後《中國醫學書目》《南京國學圖書館書目》皆仿之，專門著録醫學叢書。《中國中醫古籍總目》著録中醫叢書類古籍二百零六種，《新編中國中醫古籍總目》著録中醫叢書類古籍二百五十種。若計入民國時期的文獻，則有三百種之多。這些叢書對保存、整理、研究、傳承中醫學術發揮了重要作用。

《中華醫藏·第三編·叢書卷》收録二十七種代表性醫學類叢書。其中收録最多的爲一人自撰或據前人著述輯録的叢書，如明代王肯堂《證治準繩》，先成《雜病證治準繩》并附以《類方》，後續成《傷寒證治準繩》《幼科證治準繩》《女科證治準繩》《瘍醫準繩》四種，後世稱《六科證治準繩》；明代張三錫纂《醫學準繩六要》，含《經絡考》《四診法》《病機部》《運氣略》《本草選》《治法彙》六種；明代盧復輯《芷園醫種》，含《醫種子》四種、《芷園臆草》五種；清代沈明宗編注《醫徵》，含《金匱要略編注》《傷寒六經纂注》《溫熱病論》《虛勞内傷》《女科附翼》子書五種，附録《客窗偶談》一種；清代蔡貽績輯《醫學四要》，含《醫學指要》《醫會元要》《傷寒溫疫抉要》《内傷集要》四種；清代李守永删訂《司命秘笈》，含《龍宫三十禁方》《華祖青囊外症十方》《枕中秘要》三種傳説與孫思邈有關的醫書。另如《證治大還》《沈氏尊生書》《鄭氏彤園醫書》《聊復集》《齊氏醫書四種》《醫學切要全集》《醫學六種》等等。尤重名家名著稿抄本，如《泉唐沈氏醫書九種》《田晋蕃醫書七種》《正誼堂醫書九種》《連自華醫書十五種》等，其中《田晋蕃醫書七種》收録的《中西醫辨》爲中西醫結合早期經典之作。有兩人以上的名家醫著合刻叢書，如明代何柬編撰的《醫學統宗》，含子書七種，其中何柬自撰者三種，校補滑壽所著醫書三種。有學術流派、地方醫學類叢書，如清代陳嘉璴輯《醫學粹精》，除陳氏自撰之書，還收録明代有學術傳承關係的周之幹、查萬合、胡慎柔之書；清代楊乘六《己任編》，輯評明末清初醫家高鼓峰、吕留良、董廢翁三家四部醫書彙集之編；《盤珠集》，含嚴潔、施雯、洪煒三人或獨撰或合撰的五種。有官修綜合性醫學叢書，如乾隆年間組織太醫院院判編纂的官修綜合類叢書《御纂醫宗金鑑》，收録十五種醫籍。另外，《中華醫藏·第三編·叢書卷》包含了部分全書，如明代彭用光《體仁彙編》，有論有方，卷號連續，并無子書之名；張介賓《景岳全書》六十四卷，全書分爲十六種，内容不重複，卷序連續；陳澈《雪潭居醫約》取張介賓《類經》、王肯堂《證治準繩》、繆希雍《神農本草經疏》等書之精要，參以自身醫案，編輯成書，是一部内容豐富的綜合性醫書；清代程文囿《醫述》十六卷，編纂思想統一，卷次連續，但又各有主題，書中引録甚多，所輯古今醫書三百二十餘種，經史子集四十餘種。

需要説明的是，部分所收叢書有缺子書、缺卷、缺葉者，如有同一版本儘量配補。其中清代汪啓賢、汪啓聖選注《濟世全書》，本藏從他館補配三種，收齊二十七種子書，首次成爲完書。《新刊仁齋直指》《濟生拔粹》《古今醫統正脉全書》等代表性醫學類叢書的子書計劃收入《中華醫藏》其他類目者，《叢書卷》不再重複收録。

《中華醫藏·第三编·叢書卷》收録代表性醫學類叢書共二十七種，按成書時間先後，依次爲：《體仁彙編》（全二册）、《醫學統宗》（全一册）、《證治準繩》（全二十四册）、《醫學準繩六要》（全七册）、《芷園醫種》（全二册）、《雪潭居醫約》（全三册）、《景岳全書》（全十册）、《濟世全書》（全八册）、《醫徵》（全三册）、《醫學粹精》（全一册）、《證治大還》（全六册）、《己任編》（全一册）、《御纂醫宗金鑑》（全十六册）、《盤珠集》（全三册）、《沈氏尊生書》（全八册）、《鄭氏彤園醫書》（全四册）、《聊復集》（全一册）、《醫學四要》（全三册）、《醫述》（全六册）、《齊氏醫書四種》（全四册）、《醫學切要全集》（全二册）、《醫學六種》（全二册）、《司命秘笈》（全一册）、《泉唐沈氏醫書九種》（全二册）、《田晋蕃醫書七種》（全六册）、《正誼堂醫書九種》（全一册）、《連自華醫書十五種》（全三册）。因卷次繁多，體量巨大，爲方便讀者使用，現將《叢書卷》所收二十七種叢書單獨出版。

江凌圳

二〇二四年四月

目録

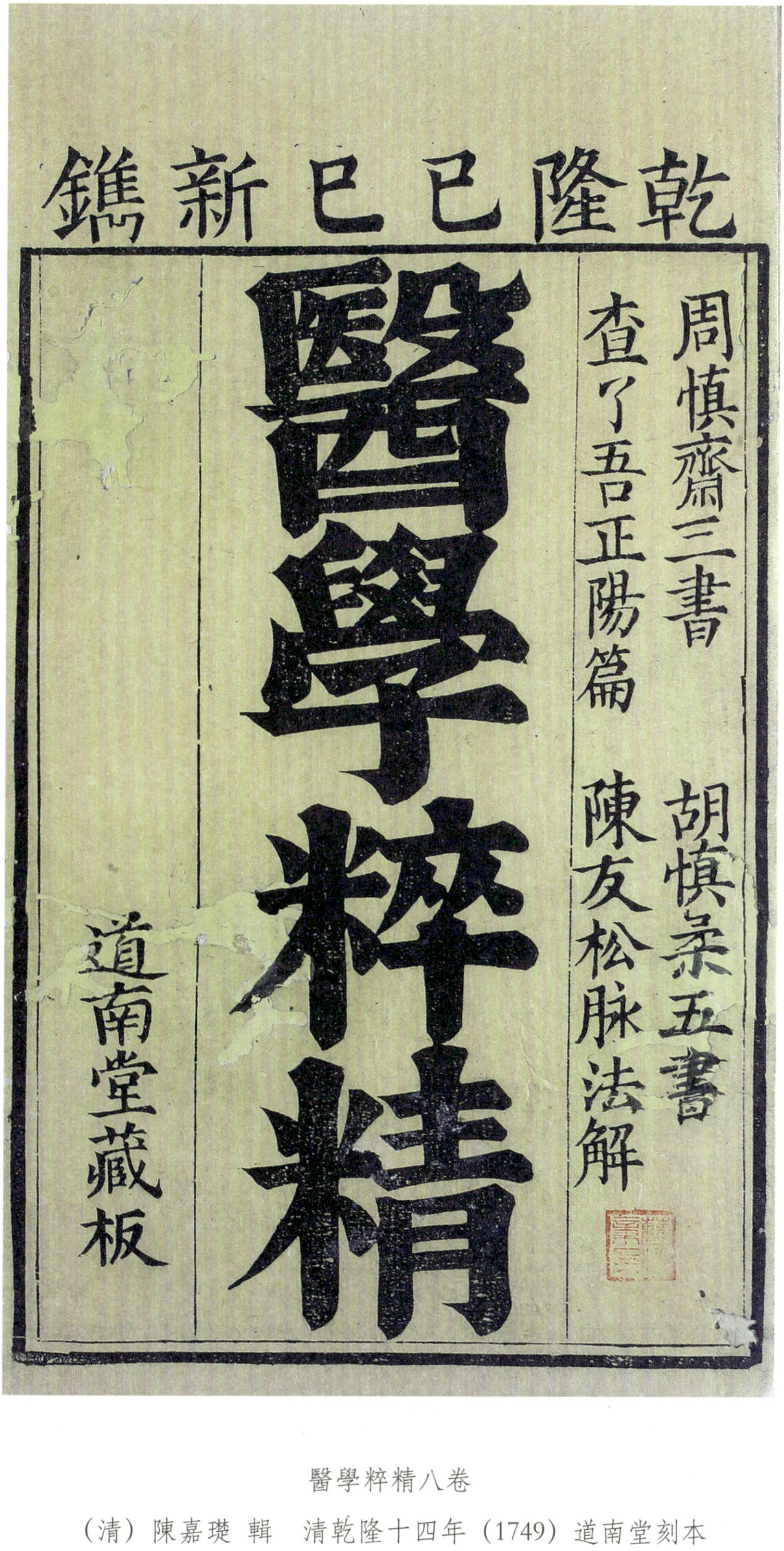

乾隆己巳新鐫

周慎齋三書　胡慎柔五書

查了吾正陽篇　陳友松脉法解

醫學粹精

道南堂藏板

醫學粹精八卷

（清）陳嘉璴 輯　清乾隆十四年（1749）道南堂刻本

周愼齋先生脉法解卷上

晉陵陳嘉璴樹玉甫著　男孚敬刊

一凡脉左手血中之氣右手氣中之血

人之左三脉以胞絡膽膀胱小腸爲腑心肝腎爲臟心主血肝藏血腎爲精血之原是三部皆屬血矣殊不知血無氣則不流故心爲君火神明之官火卽氣也經云少火生氣肝膽之位相火寄焉且木逢陰卽不生必得春陽之氣始生至夏方蕃茂是肝必

（清）陳嘉璴 輯

醫學粹精八卷

清乾隆十四年（1749）道南堂刻本

醫學粹精八卷

清陳嘉璴輯，清乾隆十四年（1749）道南堂刻本。

陳嘉璴，生卒年不詳，字樹玉，號友松，晋陵（今江蘇常州）人，生活於康熙年間。素業儒，博學多才，善詩文，嗜古帖，精研内典，纂輯藏經，以醫名於時。

此集又名《醫家秘奥》，成書於康熙三十三年（1694），含明周之幹（字慎齋）撰、清陳嘉璴注《周慎齋先生脉法解》，明周之幹及弟子《周慎齋先生三書》，明查萬合（字了吾）《查了吾先生正陽篇選録》，明胡慎柔《胡慎柔先生五書要語》，清陳嘉璴《筆談》五種。其中，先是周氏傳學於查氏，查氏傳學於胡氏，復薦胡氏學於周氏，三家之學一脉相承。陳氏尤得力於周氏之書，注疏周氏所撰《脉法》爲《周慎齋先生脉法解》，且附自撰《筆談》爲末，并將其他三書合輯，展現出慎齋學派的面貌。

《中華醫藏》影印底本原書版框高十七厘米，寬十二厘米，現藏浙江省中醫藥研究院圖書館。

（安歡）

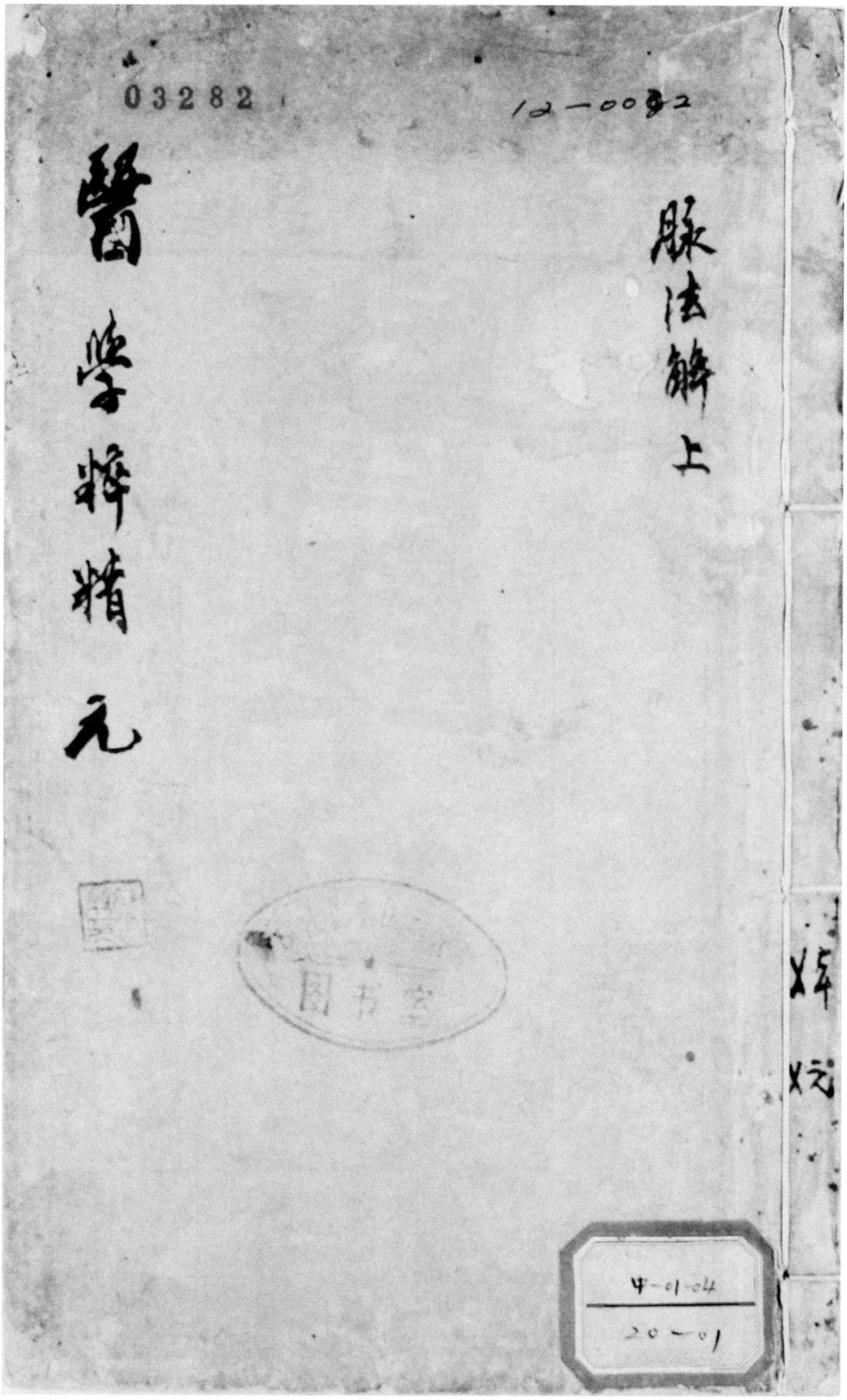

03282
12-0082
醫學粹精 元
脉法解 上
中-01-04
20-01

乾隆己巳新鐫

周慎齋三書　胡慎柔五書

查了吾正陽篇　陳友松脉法解

醫學粹精

道南堂藏板

脉法解序

同邑陳子樹玉素業儒而以醫名於時嘗註周慎齋脉法兩卷既成書矣因吾師 劉玉峯先生請序於余余少侍家君宦遊兩粵粵故瘴癘鄉

而余又多病日求醫數輩至則無不凝神閉目左右胗視者久之於脉似皆有所見而投藥輒不效迄今二三十年所見所聞往往若此豈脉之不可解歟抑醫者不知其法

也夫周身疾苦指不勝屈而取決於區區之脈脈之爲位不過寸關尺三者盡之脈之可驗不過浮沉弦數數者盡之然而主以陰陽配以五行參以四時會醫者苟得其法

而神明變化於其中則人之死生直瞭如指掌而又何投藥之無所效哉且學醫之必先於脈法猶學儒之必先四子也四子不明不可以爲儒脉法不精不可以爲醫故醫

者在精於脈法而脈法之著有成書也備矣獨怪軒岐以來代有明醫而醫藥種樹之書又未經秦火乃素問之外寥寥不可多得即秦越人爲醫之祖文辭亦不偶見迨及

兩漢史記倉公僅傳對帝一篇華氏之青囊終泯滅不見於世降自唐宋元明著書日煩醫者亦日衆而欲求足以名一時傳後世者何不數數也殆於脉法多未講而解之

者拗也若愼齋精於脈法著
有成書是愼齋既得其解矣
樹玉又解愼齋之脈法而著
有成書是樹玉又得其解矣
余既多病幼從事醫藥於脈
法亦稍稍得解今以樹玉所

著之書一寓目焉盖慎齋於寸關尺脉浮沉弦數之間條分縷析而弁綴以醫藥調治之法樹玉更即血陰氣陽五行生尅與夫表裏虛實而分調治之法又自出心裁廣慎

齋之意所不及作筆談二十則以附於末反覆推詳辨論使觀者爽然心目樹玉可不謂有功於愼齋而獨得其解者歟引而伸之則病者之強弱衰旺五臟六腑纏經入絡

之時移刻易而且老幼不同
男女異宜莫不於此而得其
解矣樹玉其醫中之良相也
夫
皆
康熙三十四年歲次乙亥清明

後三日太平里周清原撰於
白雲書屋

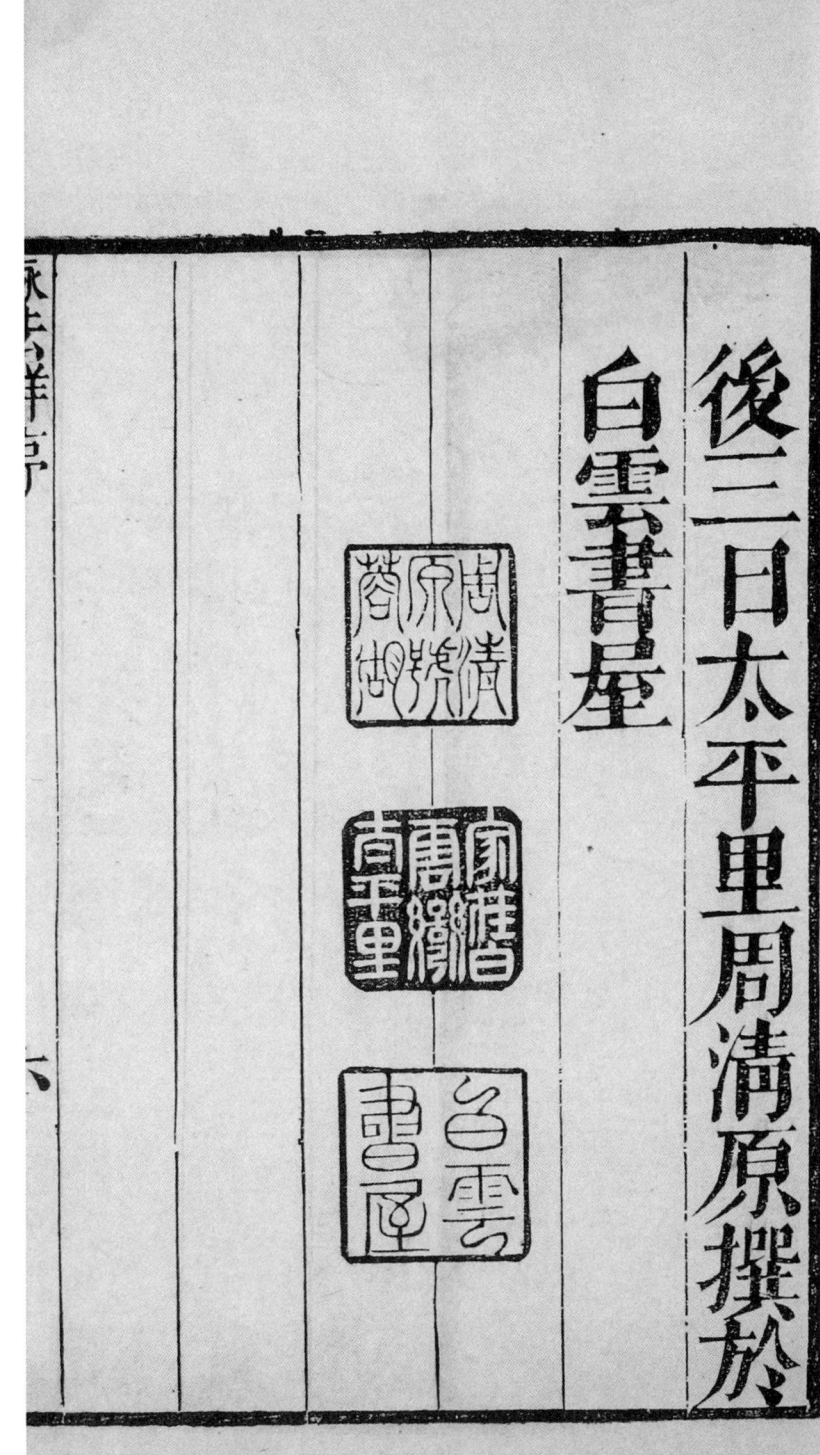

脈訣解序

六

序

天下有術小而功大者其醫乎回造化之春補生成之憾其利濟豈易量也昔范文正未遇時聞有善相者往訊之曰吾能作良相乎曰不能即訊曰能作良醫乎相者許其言之不倫也叩其故則曰吾

謂二者皆有濟人功德耳是則古之志在蒼生者不得爲良相猶冀不失爲良醫醫之爲道蓋可忽乎哉雖然人知良於相者之難而不知良於醫者之難也何者相之道在乎審天下之脈有以知其病之所在而思所以救之是以

剛柔相克寬猛相濟而適得其平醫之於人也亦然人之疾有可望而知者有不可望而知者或內熱而外寒或本虛而表實苟不審其人之脉知其病之所由來而徒挾方書以爲珍秘勢必舉天下之病以試其方方屢更而病愈

不可治已是故治天下者不明乎天下之脉雖古人已奏績之成法亦可以亂天下治病者不明乎其人之脈雖古名醫已奏效之良方亦可以殺人嗚呼可不慎歟古今言脉者不一學者譬涉大海莫知涯涘慎齋周子著脉法一

書其言類多創獲而根極理要可謂晰素問難經之奧而爲後學之津梁矣樹王陳先生舉業必宗先正揮毫必本鍾王於書無所不讀尤精岐黄家言及得是書欣然有實獲我心之感乃爲之條分縷晰顯微闡幽使周子之意燦

然于語言文字之外又於靜觀之下録爲筆談以補其未備蓋二先生同一利濟天下之心而指示詳明有裨後學則陳先生之功實倍之也嗟乎天下有是書可見垣一方人矣由是爕理陰陽躋斯民於仁壽埒功良相豈妄也哉

予雖不能窺先生之蘊而於
其書之成竊爲天下慶也於
是乎書

昔

康熙歲次甲戌中秋前二日同
邑年家眷姻弟林有棟仔庭
氏題於白雲書屋

脉法解弁言

大凡醫家之治病莫難於切脉苟指下分明得心應手則投之湯劑自能藥到病除然世之自鳴爲醫者於五藏六府升降浮沉與夫寒熱虛實以及四時之生尅五方之異宜未之深究每遇一症不過

剽竊前哲之陳言以僥倖於萬一噫醫之爲道人之生死係焉烏容冐昧若此予友陳子樹玉幼具英敏之資讀書目數行下其胷藏二酉筆掃千軍蓋自髫齡而已然矣乃於少壯之時舉業之暇留心醫學於靈樞素難諸經暨仲

景東垣河間丹溪諸方論默識而精思之不啻曩者之於六經四子也至如諸家本艸與近代明醫所著述靡所不窺而尤得力於周慎齋先生之三書一旦搜得其帳中之秘笈而展讀之曰是眞能發軒岐之覆而獨抒見解者矣

甲戌夏訪予何陋齋中出其脉法解一編示予曰此吾紬繹慎齋先生之旨而發明其微藴者也子其爲我序之予閱其書既愛其言之滔滔滚滚無一語非從肺腑中流出而千迴百轉妙義無窮且上宗聖經次徵賢論以生平學

力之所得者一一皆筆之於書洋洋乎大觀也哉至於筆談一册亦皆攄一已之精思發前賢所未發果足以鍼砭愚俗而羽翼經文愼齋其軒岐之功臣而陳子又愼齋之功臣矣因憶予二十年來嘗好讀醫者之書而心力不逮

昔人所謂展卷了然釋卷茫然者以是迄無成功今對是編其能無愧於衷乎且陳子以強仕之年而學識高廣遂能立言以垂世將來年益高學益進則著述正未可量也予與陳子交最久詩文之相切磋者最多故不揣謭劣而

叙之如此至於陳子之書條分縷析綱舉目張巧法兼備世有名家自多賞鑒予又何能贊一詞哉

旹

康熙甲戌菊月既望　世弟江

重慶祉餘氏題

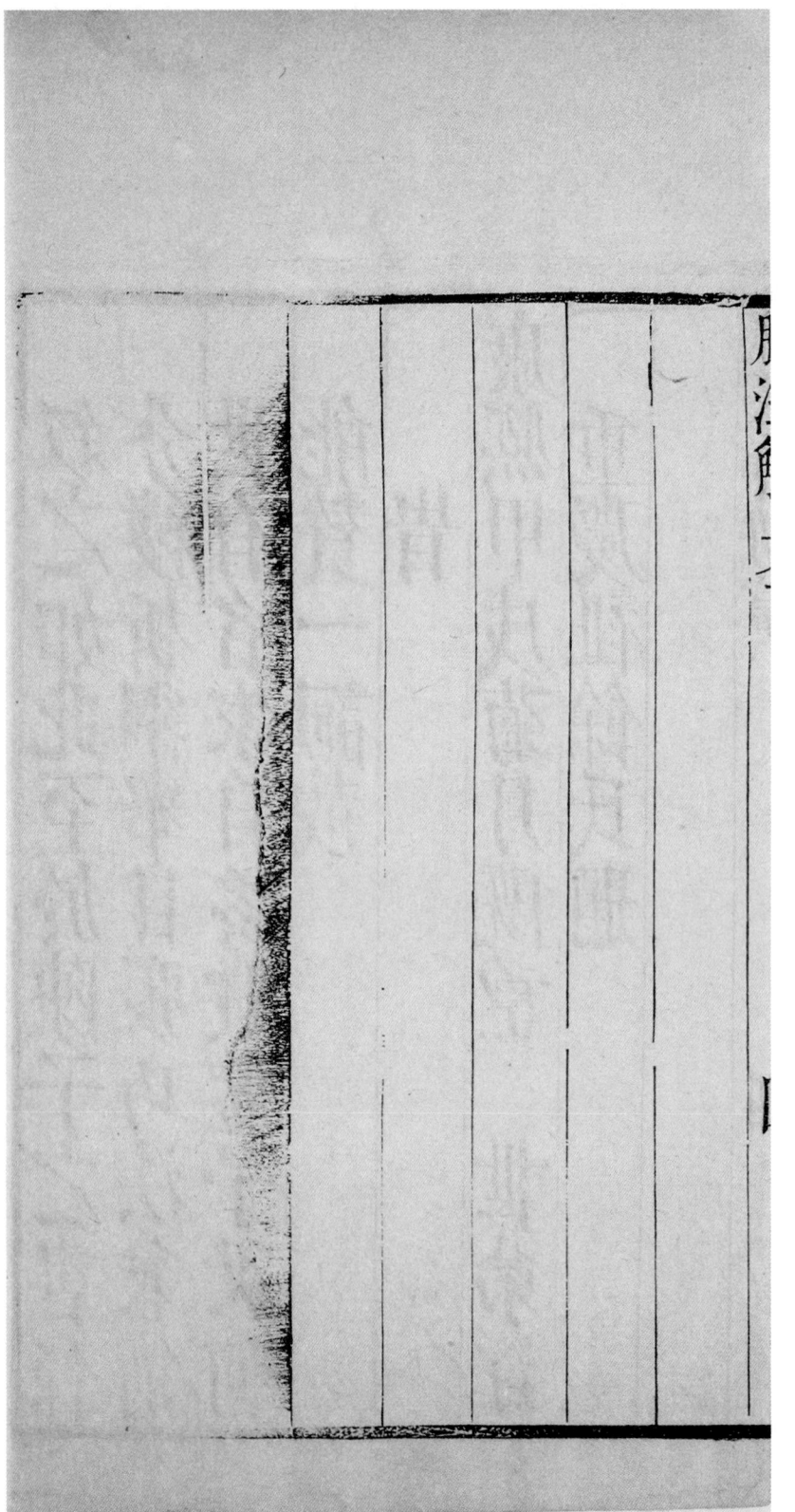

自序

造物生人莫不各賦一藝以贍其生惟儒者抱經綸天地之才上可以輔世安民下可以光前裕後誠足貴也其次爲農工商賈又其次爲三教九流予以爲九流中有醫其道直可與聖賢之教比肩不當列之方技已也夫軒岐之學貫徹古今搜元晰奥舉天地人物以至昆蟲草木靡不究其精而殫其微自漢唐以來代有明家雖未敢與古聖較衡亦猶聖門之有

七十子也豈星相卜筮之流可同日而語哉乃世之醫者藉此爲糊口計而不能濬究其精微遂有不諳內經暨諸先賢妙理不究五臟六腑升降浮沉生剋之説不論虛實寒熱四時生殺五方異宜之故鹵莽從事以致藥而不效則又委之命焉嗚呼醫至今日尚可問哉予生也晚自愧不克登儒者之堂窺聖人之室退而從事於醫歷讀先聖經書後賢傳載其通神入化者不可勝數洋洋乎盈箱累牘誠盛觀也廼

於近代復得周慎齋程郊倩兩先生尋讀其書不勝心折郊倩所著傷寒論註敲金戛玉字字琳瑯固已詳説而發明之矣而慎齋三書片言隻字皆從肺腑中流出詞簡義深奥乃開示愚蒙承先啟後之寶筏也近又得其脉法一篇其間錯綜變化皆發前人未發之藴尋嘗閒居博覽竊欲成一家言以自見及得是編不禁爽然曰道在是矣遂不揣謭陋條分而節解之然不過暢吾心之所欲言其脉法之應作如是

解與不應作如是解未暇審也更於靜定之中偶有所見另爲筆談一卷至於醫案所存卷帙頗繁若徒記某病得某藥而愈而不言其所以然猶之乎弗迹也故必明其脉証之原委然後記其用藥之先後次序亦可作一部醫論觀耳凡此數端願以質諸同志非敢望公諸海內也設有高明之士獨出其靈異之心思俾慎齋之精蘊和盤托出是猶孔孟之後有程朱也予又將拜下風而樂觀厥後矣

旨

康熙三十三年歲次甲戌仲夏之吉晉陵友松居士

陳嘉璴題於道南堂中

脉法解自序終

脈治解

醫學粹精總目

總目

例言

一古脉經止言某脉爲某病。未嘗云某病用某藥。亦未嘗合六脉統論之。惟慎齋書有一脉兼數象者。如寸浮尺細。左右各別。及浮大而緊之類是也。又以某病當主某方。是以可寶。

一脉中體象。前人言之已詳。茲不復及。但所言者於內傷一門獨多。且舍正體而論變局爲多。讀者須出別跟細心潛玩。自能與脉書吻合。

一本文於二十九脉中。多一谿脉。無芤、革、牢、散、伏、動、代七脉。大抵谿脉即散脉之象。其芤革等脉。雖不言及。已包括於論內矣。

一醫書汗牛充棟。大率議論少而成方多。故雖卷帙浩繁。皆抄襲諸方。以爲擴充計耳。茲集凡用諸成方者。槩不抄錄。至議論皆出自己裁。並不拾他人餘唾。即引證經文數處。亦不抄錄全文。恐蹈剿襲之弊也。間有用後賢之說。着不過畧露端倪耳。

一論中每多雷同字句。以慎齋原文自有重疊之論。故不得不遵之爲註。且病雖萬變。人身臟腑經絡只有十二。外感內傷六淫七情止有十三。此處議得精透。則胸中已有把握。雖病機萬變。且以枝葉觀之。

一醫理貴雅俗共賞。須明暢通達。故集中槩用常談。不加粉藻。讀者毋以鄙俚爲哂。

一此書原宜成材者讀。如舉按尋寸關尺及諸脉象字義俱不再釋。蓋慎齋原非於舊脈書重述一遍。以古書中有未發者。另出手眼以泄秘妙耳。若初學輩當先讀古脈書。然後讀此方能了然。

友松居士謹識

周慎齋先生脉法解卷上

晉陵陳嘉璴樹玉甫著　男孚敬刊

一凡脉。左手血中之氣。右手氣中之血。

人之左三脉。以胞絡、膽、膀胱、小腸爲腑。心、肝、腎爲臟。心主血。肝藏血。腎爲精血之原。是三部皆屬血矣。殊不知血無氣則不流。故心爲君火。神明之官。火即氣也。經云少火生氣。肝膽之位。相火寄焉。且木逢陰即不生。必得春陽之氣始生。至夏方蕃茂。是肝必藉陽氣而生矣。腎爲藏精之所。其中有眞氣存焉。若無此氣。則爲寒精死水。焉能生育哉。故知血部之脉。必得氣而後調也。至於右脉。以胸中、胃、大腸、三焦、爲腑。以肺、脾、命門爲藏。或云、兩尺俱屬腎、命亦通、而愼齋俱以命門配右尺、余嘗以左尺作肺水右尺作火、屢試屢合、固知愼齋之學有本也。肺主氣。脾爲生氣之原。命門與丹田合爲氣海。是三部皆屬氣矣。殊不知金能生水。水即血也。金畏火尅、尅則燥而不能生血。脾胃腐熟水穀而生血。又脾能攝血。命門雖屬火。然無血以養之。則此火必熖而無制。上升爲痰飲。爲喘欬。爲面紅耳赤等症矣。故虛損癆瘵等症、皆由腎經水少、致命門火熖上升、故知氣部之脉。必得血而後成也。然更有說焉。人身氣血原自周流。本無界限。若據左主血右主氣之說而言。豈血皆聚於左而不及於右。氣皆聚於右而不及於左乎。此執一不通之論也。故愼齋先生首發明此一條。見部位雖呆列。而氣血則未嘗不相通。左脉雖爲血分。而氣實統之

故爲血中之氣。右脉雖爲氣分。而血實生之。故爲氣中之血。此論實發前人所未發也

醫書云、左屬血。右屬氣。又云、左主外。右主內。心竊疑之。以爲旣屬血。則當主內。何以反主外。旣屬氣。則當主外。何以反主內。今讀此論。而知左藏血而氣實煦之。故可主外。右藏氣。血從之而生。故可主內也。經云、營氣出於中焦。衛氣出於下焦。中焦脾胃之脉。升於肺而生血。故右有血。下焦腎脉氣行

布於肝心故左有氣此一條獨提出諸脉之大綱後七十餘條皆有此條之意在內

經云尺內兩傍則季脇也尺外以候腎尺裏以候腹中附上脉謂關左外以候肝內以候鬲右外以候胃內以候脾上附上脉謂寸右外以候肺內以候胸中左外以候心內以候膻中云云據云尺裏以候腹則大小腸三焦膀胱命門俱當候於尺部但分小腸膀胱於左與腎合看分三焦大腸於右與命

門合看。不但爲一定之理。亦且屢試屢驗。其寸口左手心與膻中。膻中卽胞絡也。右候肺與胸中。胸中郭宗氣也。此遵內經配定部位。近世有心與小腸於左寸合看。肺與大腸於右寸合看者。大謬

（二）左手寸脉旺。右手尺脉亦旺。是君不主令。相火代之。宜六味地黄丸主之。如单左寸旺。生脉散加茯神遠志酸棗仁。相火上入心部。宜壯水制火。心火旺。清而斂之。心火大盛。斂而下之。相火盛甚而平之。

左手寸脉正屬心位。經云、心脉浮大而散。浮大自是君火陽位之體。而散字自帶舒緩之義。此爲平脉。若旺則是浮大有力。火過盛矣。君火無爲端拱深居。無外用之理。是必有相火助其邪焉。及稽之右尺。爲相火所居之地。今右尺亦旺。則是相火代君行令無疑。二火合行。非細故也。治法只是抑相火。而君火自安。欲抑相火。必須滋腎水。而邪火方不焰。相火在腎中、方爲真火、出外行事、則爲邪火、故宜六味地黄丸滋腎而相火自歛相火歛君火不治而自定矣如單左寸旺則相火未嘗動而君火獨盛此爲心腎不交亦係水衰之故宜麥冬人参五味保金而生水之上源加茯神遠志棗仁入心而歛之使下也觀此一條治法君相兩旺者但養水而治其下君火獨旺者用歛火之法從上而歸之下微有不同耳故下即自註云相火上入心部宜壯水制火又六相火盛養而平之即六味地黄丸法也言外有不

宜用苦寒降火之意。至心火獨盛而旺。唯有清之歛之使下耳。後一段。卽前段之註脚。觀後十二條云。兩寸洪而有力。宜降火。固知此之左手旺。不過肝木盛以生心火。故止用甘寒歛火之法。若兩寸旺。則心火已延及肺金。不勝受制矣。故竟用凉膈散等藥降火爲急。彼此叅看。細心體認自明。

（三）右手寸脉旺。左手尺脉亦旺。清肺爲主。生脉散加

當歸如只左尺旺六味地黃丸如單右寸旺淸肺金被火尅不能生水水涸起火

右寸正屬肺部經云肺脉浮濇而短曰濇曰短則無旺之體矣而今旺者是金被火尅也火尅不得不於子水求救若腎氣充足火必不放恣至此因稽之左尺而左尺亦旺焉是知腎水原微火乗水位自顧不暇焉能救母故急以淸肺爲主生脉散保肺加當歸滋腎异其治也如只左尺旺是腎

中之火自發。水虛無疑。六味地黄丸、以救腎水也。

設单右寸旺。則肺家純是火聚。當急清其肺可也。

遲則肺液必涸。涸則不能生水。腎家亦枯。將成一

無水之象。乾槁立至矣。故一清肺而自能生水。子

母俱無殃焉。

四腎脉俱旺。生脉散加當歸。滋木以及水也。兼六味

以養之。

腎脉左右兩尺也。經云腎脉沉濡而滑。唯沉濡之

中而兼滑則爲水足之象今兩尺旺旺則必兼浮大而硬矣是爲水室空虛而有火也水者天一所生人生根本命門眞火繫焉此水一虧火必無制而外出虛勞百病從此而生豈細故哉故必用生脉散以補腎之母其用人參陽生陰長之義又加當歸滋木者相火寄於肝位腎水既動相火必翕然從之故用當歸入肝以養木使相火熄而當歸潤劑亦能益血是則肺氣自足肝木亦平又必以

六味之沉厚者。養足腎水方無他慮。不然腎水空虛。勢必動火。縱使肺金生水。而火動必先尅肺。水終不生。非萬全之策也。

玩此一條。腎旺反用補腎之藥。其理微妙。今之醫家。稍知脉者。診得腎旺。便謂腎經已無恙矣。誰能討究至此。葢一脉有一脉之象。腎脉唯沉滑者爲無恙。若旺則指下必浮必堅急而無和緩氣象。是中空無水。火將外出之勢。故必先滋肺。又養肝。又滋水。必使脉復沉滑。方爲腎水充足。細心若此。豈粗畧者所能識哉。

（五）左尺旺。六味地黄湯。左右尺旺。亦六味地黄湯。

（六）右尺微細。八味地黄丸。左右尺皆微細。亦八味地黄丸。

即此觀之。旺脉爲外有餘。其實中藏不足。故左尺旺。六味地黄湯之宜用。不必言矣。即右尺旺亦宜六味地黄以滋水也。右尺爲命門眞火之地。若無水以養之。如燈中無油。則火焰之光必散。必待油滿。而燈之光焰自小。此自然之理。故尺旺舍此無他法也。若尺脈微細。則水火兩虛。根本動搖。水源既涸。則火必上升。而爲戴陽諸症。此時徒補水而真火不歸。猶爲無益也。必補水之中兼桂附以引火歸源。方能奠厥攸居。本根復固。八味丸是已。故一遇微細之脈。即非尋常藥餌可愈。而尺脈微細。尤爲人身之緊關。此症若單補水。亦無濟。必以八味丸蒸而補之。故右尺微細。宜八味丸。即左尺微細亦宜八味丸。否則徒爲寒水而無陽以照之。焉能生人生物哉。此二條一旺一微。細兩兩相照。見旺雖無水。眞火尚未離其位。止作熖火之象。中空無水。故熖火浮旺。此時只補水以歛火。即盞中添油之意也。若微細。則旺脉已無。陽氣脫出。遂上升而成龍雷之火。燒毀一切。此非可水滅濕折。故必用桂附於養血藥中。多方引下。桂附與太陽同體。

正如太陽一照。雷火自熄也。

湯丸亦稍有分別。湯者蕩滌其火也。丸者緩而圖之。令其遲化。不使熱藥傷胃也。

七

寸脉旺。兩尺微細。六味地黃丸。陰。水。不。升。陽。火。不。降。

即此而推。人身唯水火二者。不可偏廢。又使兩得其平。方爲無患。設寸脉旺。寸雖屬陽體。固宜旺。又必有尺之沉滑以配之。方爲坎離相交。設尺脉微細則是無水以濟火況此旺中必帶堅勁不柔之象是君相二火交動矣火能銷爍一切何況人身之血肉哉急養水以制之六味丸是也故曰陰水不升則陽火不降耳水升火降人身坎離交矣此症八味丸亦可酌用

八兩寸脉浮而無力宜補上焦用補中益氣湯上焦元氣足其火下降

不特此也即旺字亦須看得玲瓏剔透如同一浮

也。要在有力無力中分。有力爲旺爲火。無力則爲寒爲虛。此之兩寸浮而無力。則知上焦陽氣原虛。陰火得以直干其位。欲使陰火下降、又非滋腎一法可愈矣。必補還上焦元氣。而邪火自不能干。補中益氣湯是也。豈特不能干而已。心血足。自能下交於腎。爲水火既濟。肺氣足。自能納氣於腎。而母隱子胎。故不求其降而自降矣。此又一法也。總之補陽補陰。爲醫家兩大法門。都要在脉上討分曉。

而以活法行之者也。前條有尺微細字。微細即爲虛。故不顧其旺處。且顧其虛處。虛者復而旺者反能平。此條無尺脉虛。但覺兩寸無力。已知其虛在陽分。而陽又爲人身第一緊要。故補其陽而虛火自降。兩條治法。倶是先慮其虛。前不得不如此。後不得不如彼。雖云活法。實一定不移之理也。

（九）兩尺浮而無力。宜補下焦。用六味地黃丸。下焦元氣足。其氣上升。

即氣能化精精能化氣之義

既有兩寸浮而無力。陽虛之症。即有兩尺浮而無力。陰虛之症。然此之尺脉浮而無力。又非旺者可比。以水减而火未離。更非微細可比。以水火俱脫。在將離未脫之際。直爲腎經之虛脉。凡尺脉浮即是腎虛故宜直補下焦。以六味丸補足下焦。四臟皆受其蔭。眞火自能生土。土自能生金。眞水自能生木。木自能生君火也。故下焦元氣足。而氣自能上升耳。

（十）寸屬上焦。無力屬虛。浮者氣虛不能降下也

既不能降下尚堪升提乎

脈訣解　卷上

（十二）尺候下焦。無力陰虛。浮者、陰虛不能上升也。
前兩條之言陰虛陽虛。而用補中六味者。正爲浮
而無力四字上着眼耳。如寸屬上焦。心胳脉也。然
一浮大。一浮濇。此中自有胃氣。無力則虛矣。虛則
心神肺魄不能自主。勢必邪火干之。或爲頭眩。或
爲喘嗽。豈非氣虛不能降下乎。斯則用補中益氣
湯而陽虛自復也。尺候下焦。腎與命門脉也。腎脉
沉滑。沉者水性。滑者水中伏火之象。未嘗浮也。腎

脉浮。虛不待言。況又兼無力。其爲陰虛無疑。陰旣虛。則精志不能收挕。勢必滑而下泄。或爲失血。或爲遺精。豈非陰虛不能上升乎。斯則用六味地黃丸。而陰精自足矣。

（十二）兩寸洪而有力。宜降火涼膈散。黃芩芍藥湯導赤散。

夫虛而宜補。前論之詳矣。旣有虛而宜補之脉。卽有實而宜瀉之脉。設兩寸洪而有力。洪者如波濤洶湧之象與浮脉按之即無者不同更曰有力則洪而兼實矣心肺陽位實火居之是爲兩陽合明與虛火不同也實則瀉之凉膈散之寒可以直清其部而導火從大腸出黄芩芍藥湯之清而帶斂兼可和陰導赤散之驅火從小腸出皆可消息用之也

經云降多亡陰醫者但聞其說未得其解夫實火在上焦而以凉藥降之其火即隨藥下行矣設用

腎原虛之人。火至其地。勢必爍乾精血。況寒藥性沉。火復上炎。屢降不已。必至陰精立亡也。故凡用降火之藥者。必審其人精血不枯。方可酌用。今人每喜用降火涼劑。不論其人之腎實與虛。一概施治。坐令真精枯槁。變生諸症。誰之過哉。此條之用藥降火。無尺部虛之說。必精血尚充故也。

十三　兩尺洪而有力。宜滋陰。黃栢知母之類。

前條用降火藥者、以實火在上焦也。然豈無實火在下焦者。乎心肺之分。猶爲陽位。實火居之。降之易也。若腎經眞水之地。而實火乘其位。以致尺脉洪而有力。眞陰必將爍盡。較之上焦火更急矣。故以急救眞陰爲治。而用黃栢知母。所以堅腎水而熄其火。故曰宜滋陰。蓋邪火在腎。若用他凉藥。火未去而陰已傷。勢必難復。惟知栢苦寒。直趋腎位。救水水生。則火自熄。類者。倣其意而用之。即六味地黃湯亦有可用。但恐迂緩。或六味加知栢亦可。

古人用藥。必詳審周到。如此處之用知栢。全在洪而有力四字着眼。若浮而無力則爲虛。知栢即不可用。用之必傷胃而成泄瀉也。故第九條之浮而無力。則用地黄丸。十五條之豁大無力。用升陽散火湯。與此前後兩兩照看。方得古人立言之旨。

（十四）兩寸豁大無力。宜大補。

前之浮而無力爲虛矣。然浮脉輕按猶能滿指。是猶未甚虛也。若浮而豁大。則指下似有若無。殆成微散之狀。遇此等脉。幾幾乎元陽欲去矣。此時陽氣外脱。未免有發熱煩燥諸症見焉。然總之屬虚也。急宜大劑參芪以補之。元陽反正。熱自能除。若不能細審其故。但見脉浮。便作外感有餘。而用發散等藥。斯立見危殆矣。可不慎哉。

十五 兩尺豁大無力。宜升陽散火湯。

若兩尺而見豁大之脉。其爲腎虚水少。固不必言。而命門之火。已脱根向外。更防陰虚陽陷。益增其火乘此豁大無力之時急用升陽散火使上焦陽氣各安其位庶無消爍真陰之病也若陽氣已陷即變而爲火此時急救真陰猶恐不及尚敢升散爲哉故前數條尺旺用六味湯乃正治之法此條另出一治法以廣學人手眼在人用之得當而已按命門火脫由内向外雖不升散其火亦欲上行升陽散火湯未敢用也惟上焦元陽下陷者方可用升舉之劑此等處辨之最難不可造次爲也惟尺

脉豁大。上部脉反沉。則爲陰陽倒置。故可用升。若寸脉原浮。是陽未嘗陷。升藥不可用也。

又按升陽散火湯。本之東垣。即補中等湯。俱用升柴其理甚妙。人身上半屬陽。主春夏發生之令。下半屬陰。主秋冬肅殺之令。人生不可一日無發生。故東垣諸方。每用升柴使人人身中。各行春夏之令也。除水虛火炎者不可用。其餘脾胃閉塞。上焦空虛者。俱得此訣消息治之。清陽既升。濁陰反能下降矣。

十六　寸脉微細者溫補。

十七　尺脉微細者溫煖。

可見人之脉一虛無論浮微沉細。或微細兼見雖外顯有餘之症竟當略而不論。一意用補矣。蓋微爲亡陽細爲亡陰。或見於寸。或見於尺皆同一治也。其間雖有發熱諸症皆虛火爲之假熱症也。不可誤用寒凉。惟宜溫煖三焦。使陽氣安堵方爲無

患不然者一尅伐而陰陽盡脱虚症蜂起雖有良醫亦末如之何矣可不慎諸

十八　尺脉浮沉俱有力宜下無力則爲虚宜補

因更舉一有餘之症以辨之浮沉有力則爲實脉非微細也而見於尺部則實在下焦或實火伏於腎中或燥糞結於大腸此而不去其實則亦將耗眞陰故必用承氣等法下之邪既去而眞陰不傷去邪即所以固本也若無力則無邪可驅承氣等

法一無所用宜補下焦而已

十九 寸脉浮沉俱有力宜汗無力則爲虛宜升實在下焦固可斷其火與燥糞若實在上焦上焦從陽必爲風邪之類矣如寸脉浮沉有力知其内藏不虛必用汗法以散之則邪去而正不傷若無力之脉而誤用汗散是爲益虛其表陽氣安在哉故必用升陽之劑以安之

玩此二條有力無力皆在一人脉上見如先見有

力之脉是邪氣盛則實也如法用汗下之劑病既退脉見無力是邪已去而正遂虛又必於或補或升之間消息以治使陰陽和平方爲全愈

二十　寸脉細微陽不足陰往乘之補中益氣湯加羌活防風

若邪退之後不圖善後之法而遽然釋手其在寸之無力者必轉而爲細微何也以汗之後陽氣遂泄則元陽不足而陰必乘之故脉見此象耳總升

其陽可也。補中益氣湯。以參芪陳朮草安陽。當歸入肺和陰。而以升柴升其清氣。更助之以羌活防風。而升陽之力方足。有參芪護表。不憂其發散也。

廿一　兩尺洪大。陰不足。陽乘之。補中益氣湯加黃栢。若下部邪退之後。而不議補法。則無力之脉。必變而爲洪大矣。何也。以下之後。陰氣必傷。陰虛而陽乘之。陽氣既陷。必變爲火。以既傷之陰。焉能受其銷爍乎。故仍用補中益氣湯。升舉其陽。而以黃栢急救其陰耳。此二條。更足上條之意。

陽不足。則用補中益氣湯是矣。扶陽即所抑陰也。

若陰不足。亦用補中益氣湯者。蓋其眼目全在陽

往乘之四字上。其人寸脉必不浮也。若陽未嘗傷

陰。又當用救腎之藥矣。

廿二 左脉弦滑有力。熱不退。四物湯加黃栢知母小

柴胡之類。

凡或虛或實之症。從補從瀉。或先瀉後補。後補猶

爲易辨。設有一症界在虛實疑似之間。補瀉難以措手。又焉可不細審哉。如左脉弦滑有力。左主外。弦爲風。滑爲痰飲。是風與痰飲之症已外顯。而又有熱不退一專症以驗之。何徃而非有餘之見症乎。雖然。更宜細心參求焉。蓋左手有力。右手未嘗有力也。右主内。焉知不内虛而反外呈有餘乎。其弦滑者。恐陰氣挾火上乘陽位。熱不退者。恐陰虛則陽獨。故外發熱。有餘之中。不足存焉。且右手氣中之血不可不急顧也。治法用四物加知栢以養陰。則血分足而火能歸宅。弦滑反爲軟。弱熱反能退。其中恐夾外邪。唯用小柴胡一味以解之。此症虛實兩停。補虛之中。略用解散。此一法也。

（廿三）右脈弦數無力。補中益氣湯或補脾陰不足左病右取。右病左取。上病下求。下病上求。

若有實中夾虛之症。而妄用尅削。或恣行表散。必致傷及於內。而右手之脈。弦數無力之象見焉。則當補中益氣以調護其中氣爲主或補其脾陰使脾上自能消穀運化精微則精血漸生而可復蘇恐弦脉尅脾而數脉見於右則爲脾陰不足也以前條之弦滑有力誤作有餘而未審其不足遂致傷及中州由此觀之則左病當右取外雖可解散必當顧其中也右病當左取内雖可消導不當虚其表也何也以左右兩脉不等也若寸尺之脉不等則又有上病下求下病上求之理上部太過者

恐虛陽上泛。則當補陰水而引火下行。下部太過者。恐陰虛陽陷。又當補上焦而升陽氣。蓋人身臟腑不齊。徒瀉其實。遂致虛者益虛。但補其虛。可使實中不實。此虛實互呈之脉而一意於虛處着力方無後患。又一法也。

廿四　左尺浮數有力。傷寒。宜解表汗出卽愈。但有力不數。清心蓮子飲。或五苓散利之。無力則爲虛。六味地黃丸。沉實爲寒。沉遲爲虛。宜溫宜補。破故紙肉蓯蓉

瑣陽大茴之類。當消息用之。沉弱微則爲虛。不宜旨
補。所謂補腎不若補脾。正與此同。或十全大補湯佐
以佐腎之味。沉數陰中無陽。八味地黄丸。
夫浮緊爲傷寒。人咸知之。然仲景云、尺虛不可發
汗。以榮血少故也。可見浮緊之脉。全以尺部爲主。
今左尺既浮緊有力。雖不言及寸口。而寸口皆同
可知。故可作傷寒治。而解表發汗自愈也。若但爲
有力不緊。其無寒。可知有力爲風火交煽。若將延

及心部者。是熱已徹上徹下。故用清心蓮子飲補中而兼清之。或以五苓散導火從小腸出。皆治法也。以上皆浮而有力之脉。緊則發散。不緊則清火而分其治矣。若浮而無力之脉。見於尺部。尺不宜浮。其爲陰虚無疑。既無發散之理。亦無瀉火之法。惟宜益其肝腎之陰。治以六味地黄丸而已。同一浮脉。而有力從瀉。無力從補。又可知也。若沉脉似與腎經爲合。而沉中又有辨。沉而實爲寒。與浮緊不同。浮緊爲外感。沉實爲內寒、沉而遲者。爲虛而且寒。虛故宜補。寒故宜溫。故紙蓯蓉瑣陽大茴、皆溫而兼補者也。寒多虛少。溫七補三。寒少虛多。溫三補七。故曰當消息用之也。同一寒脉。而浮者則宜發散。沉者則宜溫補。兩兩相照。治法大不同也。然此之沉實遲。俱爲有力之脉。而尚在溫補之列。設或沉而微弱。其爲虛而當補。又不必言矣。然補法之中又有微妙焉。陰虛之人。每多泄瀉。謂其腎氣不閉藏也。此時專於補腎。則腎家之藥多滯。勢必壞脾。脾傷則不能運行。泄瀉愈不止矣。故善用補者。必先補脾陰。脾陰足則精微運化。而泄瀉自止。東垣所謂隔二之治。且脾能生肺。肺又生腎。循環而生。子母雙顧也。此古聖補腎不若補脾之妙。正與此症同耳。或欲脾腎兼補。則十全大補湯。以四君黃芪補陽。四物肉桂補陰。更佐以補腎之味。則脾腎兩得其所矣。此時之脉。尚未變數。猶可緩

圖設沉候而數則水中眞火動搖不久上升爲陰中無陽之症虛莫虛於此急莫急於此矣故不暇他求且以救水中之火爲治八味丸以引火歸原而已

此條層層剥入同一浮而有力之脉緊則爲傷寒不緊爲火發散與清火不同治也次以有力無力辨有力爲實宜清無力爲虛宜補次以浮沉辨浮在表猶可作實治沉在裏竟斷爲虛寒更以實遲

爲弱微辨實遲補易弱微補難必於子母生尅處深求之未更舉浮數一條以見諸虛之脈莫虛於此又恐人以脈數不敢用桂附故斷之曰陰中無陽俱是教人細心體貼處

廿五右尺浮而有力係邪脈後必喘促泄瀉而亡浮而虛補中益氣湯沉而遲弱無力命門無火宜大補陽氣數爲虛損難治之症

人身根本在於兩尺真水真火繫焉故經云腎脈

沉濡而滑。爲水中伏火之象。是爲平脉。故尺脉宜沉不宜浮也。右尺屬火。更不宜浮。若右尺浮而有力。則爲陰虛陽脱之象。蓋眞陽之火。如燈中之焰。油愈多而焰愈小。又如爐中之炭。灰愈厚而火愈藏。灰也油也。乃人身之眞陰也。故必眞陰充足。而後此火不熾。若以房慾竭其眞精。如油乾灰少。此火遂呈露於外。而右尺必浮。更兼有力。則元陽亦從而下陷。兩陽相合。則爲邪火。經曰壯火食氣。其真陰不久消鑠盡矣後必喘促者腎水既枯火遊行於肺也泄瀉者腎失閉藏之職直氣從下脫也根本既傷不亡何待故前條用八味丸之時尚在沉中見數雖難猶爲可救此之浮而無（有）力必兼數象在內故直斷其後必亡也真火之不可妄動如此若浮而虛雖爲陰虛陽奏尚可用補中之法提住上焦元氣至真火則不可旺亦不可無設命門無火之人脈必沉遲弱而無力此症全體皆陰猶

之冷竈無烟。中焦水穀。何以腐熟。上焦陽氣。何由發生。故宜大補陽氣以救之也。設沉弱之中。不遲而數。則真精既盡。邪火内燔。已爍及骨髓矣。虚損實由于此。治之將安治乎。盖見人身根本在于命門。平日當寶惜精元。弗致病勢已成。而徒乞靈於草木也。吕祖云、真精賣與粉骷髏。却向人間買秋石。讀之可爲惕然。

廿六。右尺洪而有力。六味地黄丸。無力。十全大補湯。

沉細八味地黄丸

然虚損之症雖云難治若能救之於早或病者知所畏忌十猶可全其四五也試言之右尺洪而有力洪浮之甚者已知其將來必變喘促泄瀉之症矣然當未變喘瀉之時或用六味救其真陰水足而火自歛腎闗自閉也葢有茯苓山藥實脾能使火不上炎而澤瀉自能分清水道已能防其後患矣其浮而無力之脉即浮而無虚之意前之用補

中益氣湯。乃安上焦元陽之法。恐有不可升提者。則十全大補湯。陰陽兩停之治。未嘗不可酌用也。至沉細卽遲弱之别名。命門無火之症。是爲重陰。大補陽氣。唯六味加桂附。水火兼濟而已。三症俱將成虛損之脉。若急從此施治。所謂見之於早。猶有挽回之機。否則或以清凉降火。或以分利亡陰。或用破氣損陽。病者又不知禁忌。則氣血日削。一變而成虛損之症。難治必矣。

廿七左尺沉細數。亦用六味地黄丸。兩尺浮大。肺氣先絶。金不生水。故尺浮大。

廿八左尺微細不起。右尺帶數。或浮大。病名虚損。調理二三年方愈。

右尺沉數。固爲虚損難治之症。即左尺沉細數。亦未嘗不爲虚損也。左尺爲天一水位。其性沉。其象滑。一變細數。則眞水全枯。火即從空而發。焦筋爍骨。靡不由之。欲救此水。六味之外。無他法矣。若究尺脉所以浮大之故。總由人之不愛其生。或房慾以竭其精。或忿怒以動肝火。或勞役以傷脾土。或憂慮以傷心神。以致土不生金。木無所畏。火反尅金。肺家成一枯燥之藏。自顧不暇。焉能生水哉。是腎水之上源已絶。更加五志之火燔灼。水必立枯。脉遂浮大。欲其不成虚損。不可得也。故或微細。或浮大。或帶數。皆名虚損之病。可忽視而妄施治療哉。若病家知所禁忌。醫者為之調爕陰陽。猶必待調理二三年方愈。蓋一年之間，五藏各有得令之時，如春木旺，夏火旺，長夏土旺，秋金旺，冬水旺。能于此處着意保全，則五藏遂有相生之益，週二三載而五藏始堅牢無患。若欲責效於一時，或行某令而不知自和，某藏賊邪必乘虛而入，反有戕賊之害焉，能相益哉？欲病之全瘳難矣。

（廿九）凡浮大之脉見於右尺者，俱是假火。撥內傷施治。

所以尺脉不宜浮大而分左右者左屬水位浮爲水虛然火尚未動也又有外感之症左尺亦浮此則從外施治可也若右尺亦見浮大則命門之火已離其位不久上升故識者知其爲假火龍雷之火爲假火非凡水宜援內傷施治急用八味飲苴陰陽猶所可救爲可救設誤作外感有餘症治或用寒凉降火之之法其火乘發散之藥直升巔頂遂至面紅耳赤煩燥不已大汗如油脫陽而死蓋寒凉降火唯實

火見之則藏腎中之火得寒涼而愈熾矣故浮大之脈一見於右尺即當作內傷治此爲秘法

三十 凡虛損癆病俱見於右尺傷風外感俱見於左尺左尺不見太陽內傷勞役無疑

大凡右尺之脈宜沉軟而滑水中伏火方爲正脈或浮或細數或有力無力皆病脈也故命門不傷必不成虛癆若病勢已成必於右尺脈參詳之方爲真確蓋右尺與左尺不同左部只算得表故傷

風外感之証。止於左尺見浮洪浮緊。即兩尺俱無見浮者。若有外感傷風之證。在亦算不得虛。旁至左尺無邪。而又不見太陽頭痛發熱惡寒等症。獨右尺見浮虛細數之脉。則爲内傷勞役無疑。此時猶不急作内傷治療。誤認發熱惡寒口渴爲有餘。而用發散清火等劑。命將安保哉。此三條獨提出右尺言以示人認病之法。最爲神秘。學者當默識而潛思也。

三一 脉沉而有力大便秘者用承氣湯沉而無力大便秘者芎歸只殻湯

此槩舉三部而言蓋大便秘一症有虚有實最宜從脉上叅攷如三部沉而不浮且有力脉實矣而大便秘者必有燥糞實火停滯三焦所謂痞實堅滿具備即當用承氣湯下之行去宿物使火不閉結津液得以保全如傷寒有趺陽負少陰之症趺陽胃土少陰腎水土太實則腎水受尅立致枯槁

故用大承氣急下瀉胃。以救腎家津液。此條即其法也。若脉雖沉而按之無力。是內無有形之物停滯。而亦大便秘者。即知其爲血燥津乾。不能滋潤大腸。故呈此虛象耳。斯而用承氣湯。則關防一撤之後。必將洞泄不止。元氣立傾。故止用芎歸以潤燥蓋血。而以只壳調氣。使氣血流行。不治便而便自通矣。同一秘症。而有虛實之分。若不兢兢於脉上討分曉。安能用之各得其當哉。

三二 凡脉沉而帶數，陰中伏火也，宜瀉陰中伏火，六味地黄丸之類。豁大無力，陰氣猶未絶也。倘豁大有力，三月後必亡，不治。泄瀉見此脉者，亦不治。

前辨有力爲實，無力爲虚，言之詳矣。然有力中又分吉凶，須詳求證狀而合之，不可據作實治也。即以前之沉脉論之，凡三部脉沉，即爲病在陰分；沉中帶數，即爲陰中伏火。此火非真火，乃耗陰之火也。若不瀉之，必爍陰血而枯津液，故用六味養陰之藥以瀉之使陰血足而火自退此瀉字較前承氣之瀉大不同彼以瀉爲瀉以脉之有力故此以補爲瀉因陰中有火故也此亦沉而無力之脉但多數象故不可作實火治設遇豁大無力之脉豁大浮也浮脉滿指豁大不能滿指假有餘之脉也無力者火猶未動陰血雖少尚未絕也已爲難治或久之變爲有力則陰絕火起矣陰者内守之物如夫之有婦藉以持家設陰氣絕則元陽無所依

附。亦不久留而外散。故知三月後必亡也。三月者、約畧之辭。言見此等脉。卽在世亦不久遠。若見煩燥喘促發熱頭汗等症。卽數日必亡矣。可見陰爲陽之根蒂。陽宜調護。陰亦不可不多方維持。若內無實積者。可恣用承氣等法以瀉之乎。更舉泄瀉一症以例之。泄瀉原腎虛不能閉藏之症。久而不已。最能損陰。陰去則陽亦必外出。故脉見豁大有力也。前二十五條云。右尺浮而無力。係邪脉。後必泄瀉喘促而亡。正與此條互相發明。前條獨見右尺。已知陰虧陽脫。此條兼見三部。其有凶無吉更當何如。可見同一有力之脉。在內者猶云可瀉。在外者已屬無根。可漫從實治乎。又傷寒脉亦浮緊有力。然緊中原有沉意。又必候尺脉不虛。方可表散。此之豁大。重按全空。卽非傷寒發散脉也。此等脉甚多。瀉之不可。散之不能。補陰無及。辭以不治。不旬日而歿。學者可不識此等脉乎。

三三凡雜病傷寒老人見歇至脉者俱將愈之兆惟吐而見歇至脉者凶

又有一種歇至之脉人皆斷爲凶者不知反爲吉兆也何以言之歇至有結促兩種結者遲而止也病後陰血方生陽氣尚未充足不能協濟其陰故有遲滯之象緩行畧止俟陽氣一充全體皆春矣促者數而止也以陽氣猶旺陰分少虧不能調爕其陽故有奔廹之勢急行一止俟陰血漸生則五

藏自然暢遂矣。此皆將愈未愈之時。故見此疲困之象。待愈後即無是脉矣。故雜病傷寒。庸醫誤治。或損其陽。或虧其陰。往往輕病變重。然而未至過傷。久之元氣藉穀氣以生。輙見此等之脉。乃陰陽漸長之機。非氣血全虧之候也。至老人年力漸衰。或病後見歇至之脉。不過陰陽兩虧。非凶脉也。可見諸症俱不妨於歇至也。唯嘔吐一症不然。吐者胃氣逆而上行。將胃中有形之物。盡情吐出。此時元氣已泄盡無餘脉若平和猶可保元降氣倘一見歇至是腎氣已絕于下不能上供其匱乏凡益陰降氣扶陽等法俱無所用雖用胃必不納仍復吐出是生氣已絕于内矣故知其必死也

三四　胃脉見豁大保元湯加麥冬五味見於脾脉保元湯加乾薑白朮見於大腸脉八珍湯加黃栢知母見於肺脉八味地黃丸見于小腸六一散或車前子木通等藥見于心脉大補陰丸見於肝部四物湯加

栢毋見於胆部。黃連瀉心湯。

豁大有力。既斷爲卤。則前所云豁大無力者。以其陰氣猶未絕也。此陰氣未絕。即有下條沉緩字既在內。故分經用藥。冀圖一獲。未盡卤。則不可不細商治法矣。請於各部詳論之。

胃者、五臟六府之大源。此而一虛。則倉廩之防必弛。而失其受納之職。故右關必豁大無力。唯保元湯參朮陳草以大補其中氣。而加麥冬、五味以收其胃陽。脾者、運化五穀。升清降濁。皆其職也。此而豁大脾虛無疑治法亦同用保元湯安中土而易乾薑白术煖其脾陰也至於大腸脉亦於右尺診之此而豁大雖云大腸失傳送之職又恐命門之火因而脫出故急用四君四物以兩補其陰陽加入黃柏知母以堅水而瀉火也若見於肺部恐火乘金衰不能生水失其治節之令故用八味丸養水而兼引火下行見於小腸小腸爲火府主變化糟粕分別清濁之處故必用滑石車前木通利水

之劑。清去其火而自安。至若心君無爲之藏。亦見豁大之脉。必係相火上干。故以大補陰丸知栢地黄龜板味厚質重者斂而降之。若肝者藏血之海此而豁大。血不足也。相火寄於肝位。火躍躍欲起急以四物養肝。知栢堅腎。血足而火自不起矣。胆爲肝府。胆虚則相火亦起。勢必延及心君。故用黄連瀉心湯。涼其肝膽。且瀉其子。方爲無恙。以上六部各分治法。雖不必拘泥盡然。而其中各具妙理。

於此而變通之。能事畢矣。

（三五）大凡豁大之脉。須沉緩者可治。沉則胃不絶。緩則脾不絶。倘非沉緩。藥必不効。

以上之用諸藥分治者。非謂豁大無力之脉必無害也。又必於中候得沉緩之象。方爲可治。何也。六脉皆以胃氣爲本。四時亦然。今中候正胃之所在。脉於中候見出緩大而敦。是爲脾胃之氣不絶。經曰。有胃氣則生。無胃氣則死。故斷其可治也。雖然豁大之脉外候尚不能滿指。更兼無力。則奄奄一息。已在虛虛之列。何能沉候見緩脉哉。倘非沉緩雖多方分部位用藥。亦必不効矣。可見陽必以陰爲根。五藏又以胃氣爲本。胃者中也。陰者內也。中內不傷。陽氣必不外散。而成豁大也。診家當三復斯言。

（三六）凡脉豁大外有火。沉細裡有火。六脉俱有火。若宜八珍湯和之。

其用藥不效之故何也。脉見豁大。陽已脱空向外。爲無根之火。則爲壯火。經曰、壯火食氣。非惟不能固護元陽。而元陽反爲所蝕。不久變爲有力之脉。雖欲歛陰。陰已無根不效一也。若内見沉細之脉。細與緩不同。緩爲榮血有餘。細則陰精枯竭。亦必生火。内爍眞陰。不久變爲細數。即成虚損。無藥可治。不效二也。已上或在外豁大。或在内沉細。俱爲難治。唯六脉俱有火者。所謂豁大而沉緩。此則陽雖外向陰尚充足當以八珍和其內外使陰陽得補氣血自安然後求其孰有孰無以爲善後之計耳。經曰有者求之無者求之。一齡大之脉而前後再三調停斟酌如此人可不於未病之先而思寶其氣血醫又豈可於旣病之後而妄施汗下以兩損其陰陽至內外旣傷病隣虛損雖盧扁復生不可救藥謂非醫之過歟不可不慎之於始也

脉法解卷之上終

脉法解　下

慎齋三書　卷一

醫學粹精

亨

周慎齋先生脉法解卷下

晉陵陳嘉璴樹玉甫著　男孚敬刊

三七　凡諸脉不大不小不長不短無數短緊細豁大易治

夫人病脉不病雖困無害脉病人不病名曰行尸可見凡人皆以脉爲主故有或大或小者大爲有餘小爲不足也或長或短者長則氣治短則氣病也或數或緊細者數爲有熱緊爲有寒細爲內不

足也而豁大之脉則外假有餘而中藏不足凡此諸象皆爲病脉又或有病之人脉中無大小長短數緊細豁諸象是雖一時有諸病苦而胃中天眞之氣無傷焉能爲害哉易治必矣夫脉者血氣之先雖五藏各具一象然總不離乎胃氣者近是素問云四時皆以胃氣爲本胃氣云何不疾不徐不大不小不浮不沉悠悠颺颺如春風楊柳之狀是也即有病之人而見大小滑數等脉然細細尋求

此中必帶緩象方爲有胃氣卤者猶可返而爲吉若但見剛牢堅勁或如蛛絲羹肥羹肥二字出仲景脉書陽虛之極也是絶無胃氣矣焉望其能生哉故經曰有胃氣則生無胃氣則死旨哉斯言

三八浮沉遲數弦緊洪有力實無力虛狂言亂語沉細死無言無語緩莫疑

又有同一脉象而分虛實者其要訣只在有力無力上辨也如浮沉遲數弦緊洪七脉乃常見指下

者皆可斷爲實脉也非比細短微虛散濇諸脉而知其不足也然不知從有力無力上分虛實其誤人不淺矣請詳言之浮爲在表有力爲風無力則爲血虛仲景云浮大爲血虛他書俱作氣虛沉爲在裏有力爲積無力則爲氣虛此沉而無力古人亦作血虛雖似近理然沉在裡裡猶有存浮候全無氣將安在且浮無力作血虛斷爲妥然又必與症合看方爲不謬神而明之存乎其人耳遲爲寒有力爲寒實無力則爲陽虛數爲熱有力爲實熱無力則爲陰虛弦而有力則爲風

痰瘧疾無力則爲中氣虛寒洪而有力爲實火無力則爲虛陽上泛即此七脉之中其虛實逕庭如此於此一差生殺反掌可不明辨而致慎歟然此猶有症可合也如脉實症實則從有餘脉假實而症虛則從不足胸中了了指下詳明猶可不致僨事設病與脉不合又將何以措手故指出一狂言亂語症以例其餘狂言亂語實症也經曰重陽則狂脉必洪大堅實方爲合法設或得沉細之脉是

陽病見陰脉者死矣。蓋內裡真陰耗盡。神明無主。僅存一綫之陽。在於上焦。故作此躁擾不寧之象。不久此陽亦去。不死奚俟哉。此症救陰救陽。兩無所施。故知爲必死症也。若無言無語之症。此爲虛寒無疑。而脉又煖而不燥。則爲脉與症合。一用扶陽之藥。立可回春。又何疑哉。故先辨其孰爲虛。孰爲實。又必脉與症合而用藥。始無差誤也。

浮大有云氣虛者。有云血虛者。沉細有云血虛者。

又有云氣虛者。使後人何從着手耶。予爲解之云浮大有力爲血虛。無力爲氣虛。沉細有力爲氣虛。無力爲血虛。於此中細細參悟其理與症合。後凡言陰虛陽虛。錯綜不等者。皆於此中合看。弗謂其自相矛盾。致生牴牾也。

三九 凡病前宜表裏和解。及歸脾再調氣血痰。任意治之。不參苓芎歸。裡再加朮草芍。地應陳皮倚着八珍用。不字疑誤

脈法解　卷下　四

夫人百病之生。有在表者。有在裏者。見表治表。見裏治裏。猶易也。惟表裏夾雜之症。最難詳悉。故表有餘而夾內虛。則解表之中。必先固裏。恐中氣不足。汗泄遂成虛脫。又有內虛症純是不足。急當用補者。而其中帶一二分表症。倘不於補藥內畧兼散邪。則邪氣得補而遂錮。乘虛內攻。耗血生痰。無所不至。病遂久而不能愈矣。故於治病之初。必審其裡虛裡實。實者無論矣。倘裡虛當補之症。其間夾雜一二分外邪。必於補藥中加一二味和解之藥。使外邪盡去。然後專一調理其内。方爲無患。故東垣補中益氣湯。用六味補元健脾之藥。而加升麻柴胡以袪其未盡之邪。正是此意。東垣自註云、有虚人不任解散者。可用此方。此即表裏和解。及歸脾湯之義也。然後再審其孰有孰無而治之。謂氣虚則補氣。血虚則養血。有痰則消痰是也。至調和氣、血之法。不外参苓芎歸。参以補元。苓以利水。

芎歸以活血。若欲調裏益脾無過朮草。滋陰無過芍地而已。合之則爲八珍湯也。而虛人往々有痰。故八珍大補之中。畧加以陳皮利氣。斯爲善治耳。按芎歸芍地、乃血分藥也。而芎歸味辛善行上部。故慎齋採之以補氣。参苓朮草乃氣分藥也。而朮草善補脾陰。故慎齋採之同芍地以補陰。從前未經道破。得慎齋錯綜變化。更覺其中理趣之妙。

四十　凡脉浮大數。或兩手浮大數。或輕按浮。重按虛小。或腎脉重按無力不清。皆中氣不足。微緊微弦微數。皆係脾胃不足。

前條裏症夾表邪。故畧用和解之後。即專意治裏矣。然有純是表脉。而與表絕不相干者。又不可不知也。表脉無過浮大數。或一手浮大數。尚屬可疑。若兩手俱然。鮮有不作外感有餘治者。然有辨焉。浮大有力爲外感。浮大無力則爲内傷。故仲景曰、平人脉大爲勞。又曰、浮大爲血虛。以營血空虛。内無所守故陽氣外散而發熱。上攻而頭痛也。况又有尺虛不可發汗之戒。此而重按無力不清。非中氣不足及血衰之故歟。若誤用發散之藥。而其汗不出。則發熱頭痛更甚。以血少不能釀汗也。設大汗出。則陽氣又隨之而去矣。毫釐之差。千里之謬也。更有緊弦數三脉。人罔不曰緊爲寒。弦爲風。數爲熱。不知有微脉兼之。則均爲脾胃不足也。緊爲胃寒。弦爲木尅土。數爲胃津枯。此等症。急以補中

氣。養營血。理脾胃爲治。則邪火退去精血日漸以生久之自痊、醫者可不知之

（四一）凡脉沉遲冷汗出險。沉細冷汗出死。洪大冷汗出立死、

前條因血虛而陽無所附。故顯一假有餘之象。然又有陰盛陽虛之候。不可專意於內而竟遺其外也。即以沉遲之脉論之。沉爲陰。遲爲寒。固知陰寒在內矣。夫在外之陽氣不衰。則在內之陰寒必不

甚。此而冷汗出。是陽分衰微之極。不能固護腠理。陰邪直凌心君。以至犯上無等。誠險症也。此時若一意救陽。尚有寒谷回春之機。症雖犯手。猶爲可救。倘不以救陽爲急務。則脉必漸轉而爲沉細。非陰寒反退。直從皮毛泄盡無餘。此時雖欲回陽難矣。設再變爲洪大。則眞陽盡出。內已離根。汗出而冷。則命根與此汗同行矣。故云立死。蓋陽以陰爲根。陰以陽爲衛。救陰救陽。責任匪小。醫者不能認病眞切。或救之不力。必至危險。無所措手可不細辨其陰陽。而慎之于始乎。

（四二）如脾脉頻數。腎脉重按無力不清。外無表症宜補中益氣。尺脉大於寸脉。陰盛陽虛宜汗。寸脉大於尺脉。陽盛陰虛宜下。尺脉浮而有力。宜表無力補中。沉而有力。滋陰降火。無力地黄丸之類。

脾脉頻數。向不數而忽然數也。係勞碌太過之脉。

經曰、有所勞倦。形氣衰少。穀氣不盛。上下不通。

中熱。爲中虛。腎脉重按無力不清。爲血虛。皆不足之症。而浮數則似乎外感。有重按字故知脉浮然未有表症見於外。必用補中益氣以補中焦。脾胃充足。得以上升爲元氣下降爲陰血。不特中氣足而腎氣亦平。設尺部有力。反大於寸脉尺爲陰。是爲陰盛陽虛。可斷爲外感之證。宜汗之經有尺虛不可發汗之戒。可見外感證雖具必尺脉實而後可汗也。設寸部有力。反大於尺部。寸爲陽是爲陽盛陰虛。陽旺則爲火燥。燥胃中津液。大便必致堅硬。故宜下之。一下而熱化津生。自不致傷陰矣。以上兩條。俱有餘症。全在大字上看。以大必有力也。且陰陽不和。上下不能齊等。故只從實處治之。使陰陽和平而自愈。然云汗者。必有外感之證。與脈合。下者必有不更衣之症。與脈合。方可放胆爲之也。又醫家往往以寸大爲外感而汗。尺大爲內實而下。以爲陽邪在陽。陰邪在陰。亦似有理。然但語其常。未通其變。得慎齋錯綜變化之論。學者更增許多學識矣。故曰尺脉浮而有力宜表。此爲妙法。設無力則宜補中無疑矣。假使不浮而沉。宜須丢去表病一意于內商之。若沉而有力。則爲實火在內。陰尚未虧。可用滋陰降火寒藥。火去而陰自寧。若沉而無力。則陰血已虛。宜以六味地黃之類。生陰血補腎水而已。

此條締足上文數條之意。故外感內傷。虛實互呈。

見病之變化不測如此。醫者當用活法求之。不可膠于一定而不知變通也。

四三凡脉洪滑係陽脉。無痰則爲富者脉洪大浮大俱爲病脉。沉細係陰脉。沉遲寒。沉數熱。偏沉實細數。俱爲病脉。

洪爲陽。滑爲陽中之陰。脉得洪滑。陽氣有餘而陰分亦無虧也。然滑脉必有痰飲居於其部。偏滑而無痰。則氣血流通。富厚有餘。無病之脉也。此又發前人所未發。惟洪大而無滑象。則陽過盛而陰分有虧。即爲病脈矣。浮大亦然但浮爲風。洪爲火。暑有分別耳。至沉細則爲陰脈。陽分有虧也。沉而帶遲。則營中寒。沉而帶數。則營中熱。沉而實則陰分過盛。勢必侵陽。沉而細。則營血大虛陰陽兩虧以上四條又爲陰陽之病脈矣。醫者於此。或瀉或補。或温或凉。可不從心變化消息治之乎。

〔四四〕左脈微弱。右脈豁大有力。方用六味地黄丸。加

五味子乾薑益智

四五

右尺大君不主令相火代之邪火不殺穀宜溫火以生土六味地黄丸加五味子乾薑益智

脉亦有兩手不等者如此條之左微弱而右豁大是也蓋左三部皆屬血微弱爲血虛虛則生火右脉主氣氣有餘便是火以左之微故成右之大也心不主令者心君無爲而治未嘗妄動也卽有餘而動亦是胞絡之火此爲凡火惟外感陽邪卽發

可以水折之。今非外感症。而右尺大。即是相火代君行令、此火非水可滅。但伏於腎中、則爲釜底之火。而能腐熟水穀。若一離腎位。則爲邪火、如冷竈無烟。故上雖見熱症。而腹中之飲食難消。所謂邪火不殺穀也。治此症者。忌用一切降凡火之法、而用寒凉消導、反致脾胃受傷、愈不納不消矣、唯用六味養其眞陰。陰足而火自歛。更加五味以助其歛更以乾姜益智之辛熱者引之歸原所謂同類

相求也火既安位即能生土而飲食自消如是則陰陽兩得其平水不虛火不炎矣是爲治陰虛火動之聖法與後人濫用知栢滋陰者不同也

温火以生土即此條之病機然亦未嘗不可槩論也葢世之論火生土者原非君火之謂乃命門之火也君火只能焦土不能生土惟此眞火在下方能使胃氣蒸騰消磨五穀潤澤肌膚也試觀老人之火漸衰而食即減少逓化漸遲嬰兒元陽充足

食物易消易饑，豈非真火盛衰之驗哉。

四六　血證脉見豁大無力，可延。短數、細數、緊數、豁大有力，不祥。

人身之血，象水屬陰，色赤似陽，陰中之陽也。其原出於中焦，蒸騰於肺，下降而化爲血，流行四肢百骸之間，經絡無處不到，無一息之停，以奉生身。如何而有失血之證哉？必其惱怒傷肝、飲食傷脾、色慾傷腎所致耳。然血症有上下之分，腸風、尿血，下行也。嘔血吐血上行也。凡見血症卽是。內傷中虛。雖挾火而來。其不足之症自在。故脉必以豁大無力者爲吉。豁大者、如芤脉中空之類。血雖脫去。以後不相繼而至。無力者、虛火已熄。俱爲佳兆。急以健脾養血爲主。治未嘗不可延生。如見短數者。短爲氣血不相續。不堪再吐。細數者、細爲血分已衰。衰則驟難生長。緊數者。緊爲血寒而凝。瘀血稽留。更加之以數。則火方熾。不能遽止。三脉俱非吉兆也。設谿大中空之脉而有力。血雖不相繼而至。然陽氣已無所附。必至氣短喘促而死。之四脉者皆不祥之脉。吉凶於此可判矣。以人身之陰陽不可一刻相離。而邪火不可妄動耳。

（四七）凡身熱有汗。俱屬血分。虛若脉浮大無力作陰虛治之必不效。

（四八）唯脉浮大有力者。六味地黄丸加人參。或作湯服。

經曰、陽盛生外熱。以陽獨盛於外。而陰虛於內。故身熱者。知其血分必虛也。然陽主閉固。腠理必無汗出。此而身熱有汗。則陽欲外亡。況有浮大無力之脉以證之。此等症亟宜先補其陽。陽旺則陰自生。熱反退。未聞陰旺能生陽也。世人每見身熱者。不問有汗無汗。亦不審其脉之有力無力。能用滋陰之劑。即爲明理之醫。不知陽已外脫。不能內而和陰。雖用芩連知柏。陰未必生。徒增其寒。外必反熱汗必反出矣故不明補陽之理作陰虛治之必不效也唯身熱無汗更得浮而有力之脉斯則陽雖獨旺尤未至於外泄方可作陰虛治用補陰之法耳然補陰之藥又非世所用四物知栢之類須用六味丸之萸地補陰苓藥健脾丹澤引火入內更用人參之大力者隨補陰之藥引陽氣入裏而與陰和斯外熱退而陰中有陽矣此條即滋陰之妙訣倘單用六味而無人參雖於脾氣無礙陰血

或可漸生而在外之陽已無所附不能遽入而與
隂和其熱症何時而已哉故一經指出而始知愼
齋用參之妙也湯力更速於丸故作湯亦可

四九下部見數不得用干姜炮附子升起上部見數
炮乾薑以其溫中達下也

夫陽之爲物如天之有日要使其與隂相和而不
相亢亢則爲火反能耗隂矣如下部脈數者言下
部則上部不數可知是爲隂虛而陽隔治法於養

陰藥中。加附子以升陽。附子之性。走而不守。其氣純陽。故能藉同物之物以歸於上焦。又有上部脉數者。言上部則下部不數可知。是謂陰虛而陽脫。治法亦於養陰藥中。加乾薑以驅火下行。乾薑味辛。能温中而達下。亦藉之以安其火。而藥各有所宜。不可誤用也。設當用附子而誤用乾薑。徒增上焦之熱。下火反熾。益耗其陰。設當用乾薑而誤用附子。則上焦之火。不能達下。反遊行於三焦而增煩躁矣。此法人所不能知。亦不善用也。何也、醫者診得數脉。便謂熱極。唯知用凉藥以清解。焉知有元陽下陷上脫之理乎。又焉知以熱藥退數脉之理乎按愼齋三書有云、凡外熱者。皆是內不與陰和。用乾薑回脾之陽。而使外交於胃。用吳萸回肝之陽。而使外交於膽。用肉桂回腎之陽。而使外交於膀胱。陰陽和而熱自退矣。此誠千秋隻眼。非他人能道隻字者也。

脈注解　卷

（五十）心脉洪大命門脉不起是爲心之正脉主富勻净主貴沉小亦是正脉豁大心包絡少血宜歸脾湯之類脉見短濇俱是心包絡不足

人身以心爲主其藏神其主血爲君火爲陽中之正陽其脉雖云洪大而散必兼洪大實長四字其體方全至命門脉診在右尺雖亦屬火然以腎水養之於内故宜藏不宜露宜静不宜動動則爲相火耗血損神生痰動氣皆此火之爲祟也故診得

心脈洪大。而命門脈不起者。是爲心家之正脈。無病之脈也。豈特無病而已。其人必富。若舉按勻淨。無遲數虛短等象。又主貴。可見一脈如意。即關一生受用。又見耗其心血者。多陽氣難全。平時當寶惜之也。若沉小似與心脈相左。何以亦爲正脈。蓋此沉中必兼實意。小中必不帶微。是爲心君安寧。火不妄動。而心血自足也。着此一語。恐人誤認其無浮洪之象。而反助其火。則火過旺。必反傷金。是無病反增其病矣。況前之浮洪實大。並無數象。細是一團胃氣。故云無病而富貴。若稍兼數。即爲心脉妄動。陽太過矣。焉能爲無病之脉乎。故沉小亦是正脉。一語正與前洪大對看。又上句屬浮。下句屬沉。浮沉兩可。方是正體。若只是豁大。不見浮洪是浮候已不能有如經之診。況豁大重按全無。其所主之血何在耶。故斷其爲心包絡少血也。云包絡不言心者。心主端拱深居。不易受邪。包絡包裹

於外。爲心之外廓。屬手厥陰。與三焦合爲腑臟。故
言心包絡。卽是言心也。用歸脾湯者。經云、食氣入
胃。濁氣歸心。淫精於脉。脉氣留經云云。正欲壯其
脾胃。使飲食之氣歸心。淫精於脉耳。設只見短濇。
不見沉小。是沉候又不能有如經之診。短爲氣衰。
濇爲血少。絕無乾陽之體。非心包絡不足而何以
上谿大。卽與洪大對看。短濇卽與沉小對看。從兩
路挽出心脉正體。來此條獨提心脉者。見心爲一

身之主統正陽之令此脈一衰則全體之陰邪竊發必至犯上亡陽不已而生命斯殂故特提出言之以爲通篇斷病寶陽之綱領也

五二　肝脈弦長脾脈緩不唯無病且富且貴

肝木主春生之令其脈弦長以和此雖不言其和然無遲數勁軟等象則和字之意已包含在內是爲肝經之正脈也然肝每欲尅脾故右關脈必具緩大而敦之體方爲脾家正脈而無勝負脾家日

漸消磨水穀。以生精血。肝家常行春生之令。以奉生身。何病之有哉。不唯無病而已。肝脾得如是脉。還主其人富貴。富貴之説出太素脉。能决人窮通壽夭。兹恐淪入星相之流。故不多贅。

五二 肝脉弦長。脾脉短。是爲脾陰不足。宜山藥蓮子五味子之類。帶數。中氣不足。宜補中益氣湯。設或脾脉不能緩大而敦。見出短象。雖非木來尅土。而脾家自有不足之意。葢脾爲陰中之至陰。脾陰不足。急宜補之。或不諳短脈之形。而誤認爲滑。作痰飲食積論。而妄用消導以剋伐。則脾陰愈虛。而木必乘虛來剋。諸症蜂起矣。故必用山藥蓮子等味以補全其脾陰。用五味子者。保金所以制木。預防其來剋也。設短中帶數。則脾陰益虛。不能敷布其氣。故氣促而急。中焦之不足甚矣。急宜補中益氣以補其虛。總不可用剋伐之劑也。

五三 脾脈緩。但肝脈或弦或緊。或弦緊洪數。俱從肝

治之

前條脾胃既虛木雖未尅宜急補之以免其尅此條脾胃本足但肝木過盛即當泄其有餘仍不外護脾之道也如弦爲肝之本脈弦而軟弦而勁即爲肝病矣緊爲收歛不舒之義肝部見此則不能有發生之功或弦緊兼見是謂肝家無胃氣或洪數兼見是謂風火有餘邪如此數者肝先病矣病則必來尅脾緩脉亦不可專恃也故急從肝經用

藥當補當瀉或溫或凉之間務使復其弦長而和之體則無尅制相乘之弊所謂不唯無病且富且貴矣

五四 肺脈短濇心脈浮洪宜利小便肺脈浮大或谿大或微細雖心脈不平亦當從肺治之

又以肝脾相尅之理而推之心肺兩經或瀉或補與前二條本無二致也如心火能尅肺金若肺經無病即當專治心火經云肺脈浮濇而短今短濇

正合肺之本脉。心見浮洪。雖亦似心之正脉。然無長大之象。則外火暑有餘。便當防其剋肺矣。故用利小便之藥。引火從小腸泄去。此法不用苦寒折火。而用利小便法。最爲巧妙。火去而金自安。與前條肝病從肝治之法同也。設肺脉不短濇而浮大。是火勢已乘金位矣。或豁大。是肺已受傷。將成外泄矣。或微細。是肺已被傷。痿而不振矣。此時一以救肺氣爲主。補還元氣。解散火邪。雖心脉不平。利小便之法。無暇用也。此與前條脾見短脈。而用山藥蓮子補脾之意同。由是推之。補瀉任我施爲。虛實只憑指下。一以貫之之意可見矣。

五五 浮而有力當汗。無力當溫。沉而有力當下。無力當補。

所云補瀉任我施爲。虛實只憑指下者何也。凡浮沉遲數。有力無力爲脈之大綱。汗下寒溫補瀉。亦治病之大綱。故且不必問其病名何症。但於指下診得浮脉。便知其病在表。一意於表求之。然後再辨其有力無力。如有力爲表實。必表中風寒症也。因而汗之。無力爲表虛。必陽氣不能固腠理也。因而温之。或指下診得沉脉。便知其病在裏。一意於裏求之。如沉而有力則内實。積滯燥糞症也。因而下之。沉而無力則内虛。陰虧症也。因而補之。不言遲數者。二脉亦有虛實之分。總在浮沉内辨之也。不言寒濕者。二字即包在汗下二字内。互文以見大意也。有此經權把握、則隨證用藥。焉有不得心應手者乎。

五六　凡。豁。大。之。脉。俱。是。陽。虚。

此條爲無力當温四字下一註。脚浮而無力。即爲豁大之脉。纔按即空。不能滿指也。氣虚難於周流充灌。不能温分肉而充肌膚。陽虚之甚也。用藥即宜補陽。參苓芪术之類。使陽氣温和。則易於生長。雖不敢用大熱。然决不用苦寒。反瀉陽而助陰。以

戕生發之氣也着此一註者恐豁大之脉必兼層熱慮人以發熱目爲陽盛而反瀉之爲害非淺故特揭出以示戒

五七 沉而緊數屬熱。脾陰不足也。四物湯加知栢之類。沉而短數細數俱從內治之

又有一種沉緊之脉。緊爲寒。緊而帶數。則寒已變熱。其所以變熱者。皆因脾陰不足。脾不運。水穀不行。故緊。陰不足則久鬱而變熱。故數。是不必獨見

右關卽可斷爲脾陰不足矣前言脾陰不足專指右關短脉言此則槩舉六部言專指右關短脉故用山藥蓮肉獨補脾陰概舉六部故暫用四物知栢以滋陰清火倘火清熱退仍當用山藥蓮肉之類以獨補脾陰也此前後互文皆隱而不發之妙旨故下文見出短數細數兩脉來叅用知栢後槩脉已去見出短細短爲氣病細爲血衰數爲虛火若已用過寒凉藥而脉仍數非虛而何此時猶不

知從內治。而用山藥蓮子以補脾陰。何以任司命之責耶。

五八　脉見於右手不平者。莫作外感有餘治。脉見於左手不平者。莫作內傷不足治。

外感內傷。固屬兩病。然症狀相似。人所難曉。如外感固頭痛發熱。內傷亦有頭痛發熱者是也。此類不可枚舉。認病一差。生死安危反掌間耳。則莫若憑之以脉。以證可假而脉難假也。然脉法多端。智者猶不易曉。况未必胸中盡了了乎。則莫若以左手主外。右手主内之法以別之。法簡而能包括衆有也。故右手見不平之脉。無論浮沉遲數。已知其病屬内傷矣。一意從内治之。不作外感有餘症治也。左手見不平之脉。無論浮沉遲數。已知其病屬外感矣。一意從外治之。莫作内傷不足治也。或兩手俱不平者。是外感而兼内傷。發表之中。即顧中氣。補虚之外。兼以祛邪。是以左右分内外。胸中

六味地黃丸　清脾散　生脉散　補中益氣湯　黃芩芍藥湯　導赤散

八

升陽散火湯　四物湯　清心蓮子飲　五苓散　十全大補丸　承氣湯　大小柴胡湯

保元湯　清燥湯　六一散　大補陰丸　黃連阿膠湯　瀉黃湯　黃芪建中湯　炙甘草湯

三黃丸　清暑益氣湯　平胃散　益元散　四君子湯　理中湯　藿香散　木香丸

胃風湯　大肥散　清暑益氣湯　温膽湯　建中湯　黃芩芍藥湯　枳朮丸

赤苓白朮散　六道湯　猪膽汁湯　益元散　和中散　二陳湯　保和居言湯

揷惑我哉。

一藏。心爲君

主外而嘗有

工而柔。傷食

經曰、東方實。

而無補。腎有

膀胱府。外感

卜廿五

之證。必先傳太陽膀胱經。亦可主外。在右者曰命門三焦爲腑。定當主內而不可削伐。如此分剖。則有餘不足之理自明。補瀉自得其宜矣。

據難經論東西南北。以左寸爲南方則北方自當居右尺。以右寸爲西方則左尺亦可作東隅。兩關止作中央土位。創語似屬不經。然程郊倩亦曾道過。當俟明者參之。

又血屬有形。左不平。有形之血病也。故可作有餘已有把握矣。豈頭痛發熱譫痖之能搖惑我哉。

五九 左曰有餘。右曰不足。

所以將左右分內外者。以左屬心肝二藏。心爲君火。肝爲風木。傷風動火等症。歸之故主外而嘗有餘。右屬脾肺二臟。肺屬金而嬌。脾屬土而易傷。食咳嗽等症。歸之故主內而嘗不足。難經曰、東方實。西方虛。瀉南方。補北方。又曰、肝有瀉而無補。腎有補而無瀉。至於北方腎水在左者。屬膀胱府。外感之證。必先傳太陽膀胱經。亦可主外。在右者曰命門三焦爲腑。定當主內而不可削伐。如此分剖。則有餘不足之理自明。補瀉自得其宜矣。

據難經論東西南北。以左寸爲南方。則北方自當居右尺。以右寸爲西方。則左尺亦可作東隅。兩關止作中央土位。創語似屬不經。然程郊倩亦會道過。當俟明者參之。

又血屬有形。左不平。有形之血病也。故可作有餘治。氣屬無形。右不平。無形之氣病也。故當作不足治。言外又見貴陽賤陰意。

（六十）若脉浮大數。宜於氣分中佐以血藥。若沉細之脉。宜於血分中兼用氣藥。

此條又承前豁大之脉。俱是陽虚而言。教人從有餘處防不足也。如脉見浮大數。似乎外感有餘矣。設無外感之症見。則如之何。不知浮大與豁大相去不遠。若作有餘治之。元陽一泄。頃刻變成豁大矣。此時方議陽虛。補陽所失。不既多乎。故診得浮大數之脉。即知其氣本虛。與陰不相依附。故脫空出外。數者、壯火自食其氣。急用補氣之藥十之七。佐以補血之藥十之三。以調和其陰陽。則浮大數之脉。反能内行而得沉緩。斯爲善治。且不傷其氣也。若診得沉細之脉。固可作不足治。然細爲血虛。必用血分藥十之七。而兼氣分藥十之三。斯得陽生陰長之道。而沉細亦可漸充爲沉緩。矣此但補其不足而有餘者自平也。

按浮大數有時作外感治。有時作陽虛治。又有時作陰虛治。未可執一。必須脉與症合。方爲萬全。

（六一）人之爲病。雖曰虛實寒熱四者。而多兼見焉。醫者稍能識病。不過曰虛補實瀉寒溫熱涼而已。然用之多不效。其故何居。以其未明兼見之理耳。故有虛中夾實之症。即有實處藏虛之症。有外寒內熱之症。即有外熱內寒之症。又有上虛下實上實下虛。上寒下熱。上熱下寒者。又有虛寒偏生壯火。實熱反覺寒生。錯綜變化。虛實互呈。不易曉也。蕪見上着一多字明此等症爲多倘非具玲瓏之心。活潑之眼。焉能如燃犀之照。使病無遁情哉。試觀古聖立方。有人參與大黃同用者。有黃連與附子同用者。有發散藥內用人參者。是皆寒熱補瀉互相効力者也。故病有萬變。卽當以萬變之藥應之。若補則專補。瀉則專瀉。所謂病熱未除。中寒復起。寒症未去。熱勢已形。或補虛而忘袪邪。虛未回而邪已錮。或去實而先固本。實未去而本先傾。若此者。俱不知病之標本相兼者也。更有學用家傳。物而不化。喜瀉者不顧其人之強弱。舉手便用硝黃。喜補者毋論其邪之有無。動輒逸夫苓术。自已僻病。尚不能醫焉望其有活人之功耶

（六二）熱則流通。凡浮大數者。皆熱也。

（六三）寒則堅凝。凡沉小遲短皆寒也。

六四實則形剛。滑弦緊皆實也。

六五虛則形柔。濇濡緩皆虛也。

此數條。又從正脉立論。以結從前之無數變態也。向來脉書。止有正論。而未言其變態。以致學者胸中。凝滯不化。病情到手。止知守經。未能通變。此書據脉論症。千奇百怪。橫見側出。可謂詳矣。而正論反未之及。故於此補之。使學者知有正脉。然後再及於變脉也。即內經必知平脉。方知病脉之意。而推廣之耳。如熱則流通。病屬陽。脉亦自當屬陽。正脉也。如浮如大如數如長之脉。非陽症陽脉乎。寒則堅凝。病屬陰。脉亦自當屬陰。正脉也。如沉如小如遲如短。非陰症陰脉乎。又或病之實者。如積聚癥瘕痰飲之類。內有是物。則脉必有是形。故或滑或弦或緊。而手下必堅剛搏指。或病之虛者。如亡血少氣泄瀉之類。內既空虛。脉形亦必細弱。故或濡或濇或緩。而手下必柔軟如綿。以上四者。病既

詳明脈無變態則不妨各據症以求治矣

後二條論虛實在剛柔二字上作眼目若不辨其剛柔則弦脈亦有虛者緩脈亦有實者何所見弦必實而緩必虛乎

六六 浮爲在表沉爲在裏大數爲熱小遲爲寒長爲熱流通短爲寒凝結實爲邪氣實虛爲正氣虛弦緊爲痛短堅爲積聚濡緩爲濕緩大爲濕熱滑爲血實爲痰濇爲血虛有鬱

寒熱虛實既明。更以浮沉表裏之法合之。正脉之論無餘蘊矣。如浮屬陽。表也。則浮緩爲風。浮緊爲寒。浮洪爲實。浮散爲虛。等皆可於表辨之也。沉爲陰。裏也。則沉實爲實。沉滑爲痰。沉遲爲寒。沉數爲熱。等皆可於裡辨之也。大數爲熱。陽也。則表熱裡熱又可從浮沉處辨之矣。小遲爲寒。陰也。則虛寒實寒又可從剛柔處辨之矣。浮沉遲數之互爲詳察。其綱領如此。即此而推。凡其脉之似是者。各命以名。如長則過於本位之脉。與浮大相似。知其陽氣之流通也。短則不及本位。與沉小相似。知其陰寒之凝結也。實則浮中沉三部俱有力。人之元氣何能有此湲厚。故曰邪氣實也。虚則舉按尋三部俱空微。吾身元氣當在何處。故曰正氣虚也。弦緊者、弦如弓弦。按之不移。緊如切繩。按之絞轉。有血氣凝泣之狀。故爲痛。堅着、按之搏指。如實脉而浮候全無。如滑脉而中不流利。爲積聚無疑。濡在浮候按之如綿緩在中候凝滯不進濕之象也緩而大則濕久而生熱濕漸甚矣滑脉流利如珠血實之象故腎脉滑則精血自足又爲痰飲在腎部則爲血實在寸關則作痰飲也濇脉沾滯不利故爲血虛鬱則氣不流通故又云有聲也以上諸脉其中皆具至理據以斷病自然無差然此皆係正脉學者先精於此而變通之則經權畢備矣

（六七）凡右關緩而有力者胃強脾弱白术一錢白荳

蔻仁三分。甘草五分。陳皮五分。共爲末。肉湯調服。

上文叙正脉已竟。茲復補叙脉之變者數條。亦補遺之意也。如右關得緩。是爲脾胃無病。若緩而有力。人莫不以濕熱治之。不知濕熱之病。必不能食。此乃胃强脾弱。能食而不能運化。以胃中有邪火。故能食而不能殺穀也。夫治濕熱之法。或開鬼門。汗之以袪其濕。或絜净府。下之以去其熱。又或利其小便。使濕從小便去。然施之於胃强脾弱之症。

必致胃未必不強而脾愈弱中氣反大虛矣故用白术蔻仁甘草陳皮以理脾使能運化消磨而中焦之邪火自退用肉湯調服者前藥雖爲醒脾而設恐胃得之而愈強故以肉湯之肥膩者滯其胃使胃不過強則脾方成健運之功此從未經人道之妙法也可見同一緩而有力之脉而濕熱與脾弱相去天淵設但知守經而未能達變遇此等症虛從實治豈不一誤再誤乎

（六八）凡細脉宏沉細而起是爲陽虛之漸轉沉而數癆瘵不治之症脉在中不死

又以細脉論之細爲血少人皆知之然亦有變動之理夫細主内固宏沉也設沉而不沉漸作浮起之狀是内病而漸侵乎外陰弱又成陽虛將成一營衛兩空之症矣然而反相宏者以脉雖虛胃氣未絶且病勢既外出從陽急以大劑峻補猶易爲也設不浮起而反轉沉是病又漸向内矣更加之

以數則陰火大動。內傷五臟燥及骨髓。非癆瘵而何。不久骨枯精稿而死。不治之症也。即以中風論有中經中絡中腑中藏之不同。中經絡者在外而可治。中腑臟者入裡而難治。可見由內漸向外者爲吉。由外漸深入者爲忌也。而其間又有兩停之法。或在外漸至中。而止不深入。或在內漸至中。而止不外出。此皆胃氣有權。力能抗拒。症雖未解。猶帶中和之氣。有不死之機焉。欲斡旋此症者。務使病氣外行。不令深入。養陰扶陽相機而動。把握在心。變化在手。安得令其焦筋爍骨乎。

（東垣五脉）

（六九）弦脉　甘酸之劑皆可用。黄芪建中湯之類。甘草芍藥湯。

此復引東垣五脉之象。以别五藏之各得其一體也。如弦者東方木也。爲肝木之體。其脉見於左關。今但言弦脉。必是六部俱弦。木過盛矣。但五行各有相生相尅之理。木之所尅者土也。人得此脉。則當急以保脾胃爲主。故用甘酸之劑。甘者保脾。酸者歛木。使木氣歸一。不令太過焉。故黄芪建中湯甘劑也。甘草芍藥湯。甘酸合用也。

七十　洪脉　甘寒之劑皆可用。熱邪所傷。三黄丸調胃承氣湯。

洪者南方火也。爲君火之體。其脉見於左寸。設六脉皆洪。則火過盛矣。火盛必能尅金。故用甘寒之劑。所以抑火而保金。甘寒者。一以瀉其虛火。一以扶其脾土。以土能生金也。此治虛火之法。脉雖洪。必無力。設遇熱邪所傷之症。脉必洪而有力。斯時用甘寒清火之法。緩而不切。故用三黄丸。調胃承氣湯之苦寒。下降者。從内奪去其邪火。火去則陰不傷。瀉陽即所以救陰也。此君火虛實而治之法。豈可倒行而逆施乎。

七一 脾胃緩脉　如得本經太過。濕邪所傷。除濕淡

滲之劑皆可用平胃加白术茯苓五苓散

緩者中央土也爲脾胃之本體其脉見於右關今六部皆緩是得脾胃之正脉無病之脉也設若緩而太過或有力或濶大是爲濕邪所傷土過盛矣上盛必尅水故有血化爲水之症浮腫泄瀉皆是也治法須去本經之過盛除濕淡滲之劑皆可用平胃散加白术茯苓所以除濕五苓所以滲水濕邪去而土自安腎不受制矣

七二濇脉　燥熱所傷甘温甘潤之劑皆可用異功散加當歸四君子熟地

濇者西方金也爲肺金之體其脉見於右寸六脉皆濇雖得肺之正脉然未免枯濇而無潤澤之象且肺屬燥金則爲燥熱所傷矣肺既受傷焉能生水哉故以甘温甘潤之劑主之温者温其土即所以生金潤者養其水以補肺之子也異功散四君子皆甘温之藥脾肺二藏均補當歸熟地養血之

物兼以潤燥滋腎故皆可用

（七三）沉細脉　寒邪所傷甘熱之劑皆可用理中四逆寒甚理中加附子 益黄散 養胃丸

沉細者北方水也爲腎水之體其脉見於兩尺若六脉俱沉細則爲寒邪所傷矣寒氣壅甚必能滅火故用甘熱之劑以勝之理中四逆是也以寒氣之澈上澈下必先煖其中焦然後更及於腎腎雖水藏得火則爲温泉而有生木之功如寒氣甚理

温中即所以散寒

中之中必加附子以煖其水藏若寒未甚者但温其胃使中氣有權下焦寒氣自不致上凌陽分也故但用益黄散養胃丸平和甘温之藥自然鎮伏其陰寒矣

按弦洪緩濇細五藏之脉惟弦洪緩三脉有瀉法濇細二脉無瀉法即難經東方實西方虚瀉南方補北方之義然肝實瀉肝即當補脾心實瀉心即當補肺二者恐乘所不勝也肺虚補肺即兼補土

腎虛滋腎更宜保金二者兼顧其母也唯脾介在虛實補瀉之間果有濕熱即宜瀉中氣虛弱即宜補此補瀉之大畧如此葢五藏各有互相生尅彼此損益之義焉然猶未盡厥旨也故東南方實矣豈無肝心之虛而當補之症乎西北方虛矣又豈無肺腎之實而當瀉之症乎安可膠於一定而致實實虛虛之禍耶總之實者邪氣實也虛者正氣虛也能於瀉邪處顧其正氣之虛補正處慮有助

邪之實則活法在人變化從心信手拈來頭頭是道斯爲天下至醫矣

七四 六脉俱弦指下又虛脾胃虛弱之症

卽以當瀉之脉而當補者論之如弦者東方實也六脉俱弦誰不知當瀉者玩此二條皆用六脉字則知上五藏之脉皆指六部言不然獨某部見某脉卽爲正脉何用張皇而必用補瀉哉設指下空虛無力是非肝實之故而爲脾胃虛弱之症矣蓋以肝原未嘗實因脾虛而所勝乘之故令脉弦也此症

不知補脾而反瀉肝則肝又虛而脾仍弱犯虛虛之戒矣誰謂東方實而可恣意瀉之乎

七五　六脉沉緊按之不鼓膀胱勝小腸也此火投于水大寒之症宜溫之

更有似乎可瀉之脉而斷斷不可瀉者如六脉沉緊緊與細不同細爲虛寒緊又似乎寒實疑可瀉者不知按之不鼓是陰寒純在臟中且六脉皆然心肺之陽何在非虛寒而何然人或亦知爲寒症

而不知爲膀胱勝小腸之症也以膀胱之壬水尅小腸之丙火陽火盡絶如以些須之火投入大水之中焉有不滅者乎急宜溫之以留此元陽之一綫猶可冀其生若誤以緊脉而反瀉之輕者變重重者必死矣

七六脉沉厥緊而濇按之空虛若洪大而濇按之無力猶爲虛寒之症況沉緊按之空虛者乎是陰寒在内中下焦虛寒之極

若前脉沉緊之中帶有濇意又現厥症按之又空虛固知其爲虛寒矣濇者遲滯不前之意與滑濇之濇畧有不同內經云寒則血脉凝泣此濇字即凝泣之意即有洪大之脉亦帶濇意而按之空虛亦爲虛寒之症也恐人於洪大上狐疑不知洪大者陽氣在外中焦已寒與前必經正脉之洪不同辨處全在濇上及按之無力上非波濤洶湧之謂也能知此洪大而濇爲虛寒則沉緊空虛之爲虛寒不待言矣沉爲裡緊爲寒無力爲虛是陰

寒在內。中下焦俱虛寒之極矣。不溫更何待乎。

此二條獨詳言寒症。以示人扶陽之要也。蓋寒症假熱者多。不具明眼。鮮不爲病所惑。以熱症易識。人或不誤認爲寒。寒症難知。人鮮不誤認爲熱。着更指出洪大二字。以見誤人之處在此。慮周千變。可謂明且切矣。以上爲一結。

（七七）脉緩而弦急。按之洪大。皆中之下得之。脾土受邪。

脾胃爲一身之主宰四臟皆稟氣焉故治百病俱不可忘脾胃也如病得緩脉最爲吉兆以胃氣尚强耳若緩中見弦急則木乘土位矣按之洪大木勢正盛脉又不浮而在於中之下中下正脾土之部合而觀之知爲脾土受邪矣脾受邪卽當補脾設誤認其緩與洪大爲濕熱之有餘而用除濕淡滲之劑以瀉脾則脾愈虛而弦急愈甚矣夫百病皆關脾胃卽諸有餘之症自當汗吐下者必欲留

此胃中津液以爲固本拒邪之用況胃氣原虛而可恣用瀉法乎此條獨提出脾胃言見病機之最急者莫切於此脾胃有權則能反凶爲吉不足則能變福成災此道也者醫家不可須臾離也已上爲一結

七八 脉大則無火脉細則無水

人之有生不過氣血兩端氣血者吾身之水火也皆中焦穀食所化自無偏勝之虞特以百病來侵

汗下過甚。遂未免有偏勝之害矣。有汗多亡陽者。有下多亡陰者。有汗下兩亡其陰陽者。於何驗之。於脉驗之而已。故得大脉者。浮而大也。即知其傷氣。爲無火之象。蓋大脉盡浮於外。似乎有餘。而内中空虛。其實不足。三焦命門之火已欲去矣。縱有身熱煩燥等症。總是内寒外熱。假熱症也。此之謂亡陽。設得細脉者。沉而細也。即知其傷血。爲無水之象。蓋血足。脉中必見沉滑不散。今細脉雖於沉

見其實似有若無非陰分大虚乎陰虚則陽無依
而外散矣此之謂亡陰總因醫者不顧人之胃氣
任意汗下以致如此直至氣血兩傷然後再議補
救晚矣夫細脉人亦知其無水大脉人多不知其
爲無火慎齋指出言之使人兢兢致慎不可誤認
爲有餘而再加汗散也此條又提出水火氣血言
以二者人之命根有之則生無之則死不可不寶
惜於平日尤不可誤泄於一旦也以上爲三結

歷覯諸脉紛紜錯雜汗下攻補寒熱兼施備極變化之妙醫家倘能循其準繩規矩亦可升堂而入室矣然于細揣語意大抵從補處爲多以人[illegible][illegible]十有九虛也故古脉經中所指如洪大實長[illegible]緊動諸脉止言有餘未嘗言其不足慎齋則從有餘處委曲尋出不足來非好事也以人身之精神有限而病邪之竊取無窮倘不於虛處留神待元氣消亡之後安所措手乎故脉實症虛之說處處皆

脈法解

具至理不可不細心體會也。更於後結處指出虛寒一條以教人寶其陽氣。再指出脾胃氣。血以爲人身生命攸關。諄諄告戒。讀者愼毋辜負一片婆心也。

問愼齋先生脈法解卷下終

慎齋三書題語

楞嚴經云醫王能治一切病不能治命盡之人此理固不易然懼爲庸師藉口則云彼命已盡於藥何尤古先哲王救世扶危之藥學祗供後人獵取貨殖之資而民命陰受其夭札則胡不云彼人即有應絶之數我何獨爲操刀之劊乎是以仁人君子用心於施濟者博覽諸家蒐羅百氏以爲未已必欲窮未見之書叅最上之旨盖不敢視人爲艸菅其難其愼非徹

見聖賢心髓不得以依稀彷彿輕試刀圭也予友石瑞章懷奇抱道學有淵源間有著集能開古人未發之藴其所自命原不詹詹爲旦夕謀而予每聽其麈欲之言日新月異殆無能測其崖畔然其得名最早病機雜至險夷難易無不奏驗晨昏稍暇又手不釋古人之書二十年藥案汗車充棟皆從碌碌酬應時手自記録其病之本末與治之條析多未詳載逾浹旬并亦忘之矣乃其自爲垂世計者似緩而汲汲乎

以表揚先哲爲己任往歲已梓愼柔五書矣今復出姑孰周愼齋先生書三卷屬予經理鋟刻夫愼齋之後有愼柔猶東垣之後有天益丹溪之後有元禮而瑞章則又因愼柔而遠師愼齋即以東垣學蔽辟賢亦必挾千金從游易老丹溪訪師渡浙走吳遍歷淮徐建業皆無所遇返武陵而得師事太無先生至先聖黃岐之後首推仲景爲聖人流亞然亦曾往師張伯祖從古賢人藝士建繼往開來之業者槩未有無

師之智而自成不朽者也慎齋先生抱膝深山麋鹿爲友不求聞達至暮年婁東王相國文成公幣請出山其道忽大通顯生平出處大約有古南陽之風其所遺書開天之論抒自心臆無所依由別無引據而其道又近乎中庸全無詭異爲前此千百年未睹之元文爲後此千百年不刊之秘典乎非過爲張皇也嘗聞諸奕家者流其云古秋仙遺譜凡千数百則可謂窮巔極奥然奕雖小道代有國手臨局命子尚有

高出古人之右者可見人之心思智慮靡有限量闔闢手亦時代而有醫林之有國手當亦如是或云先生之書夥矣今特以三卷為率毋乃太約乎曰此非瑞章不能辨也先生之書皆門人襍記錯亂無倫唯瑞章親炙其教於慎柔出自原遺的本與後來添附者不侔且人秘一編藏之韞櫝塵封蠹蝕久將湮廢非瑞章孰能為之傳從茲以往先生之書炳日星而布江河矣予亦著本艸彙箋數卷內經研冰集數卷

將授吳門之肆。即於此地市藥自給。瑞章每勸予懸壺里門。以便朝夕。斫求毋令陽春響絕。憶壯時嘗栖鄧蔚。閱有年所。深荷先漢老人。繆示獎可。相得甚善。亦曾勸予結茅元山之麓。以與法門相通。瑞章之欲我居里門。亦此意也。然於是予更愧矣。

順治歲次戊戌仲春穀旦

毘陵後學顧元交撰

序

慎齋三書皆先生弟子口授耳傳記録成編原無次第譬之石鼓遺文蟲書剥蝕然每見古人有心著書長篇廣幅闘麗炫奇未免續貂遺憾先生隻言半句皆從齒縫中偶然流出字字元珠所謂現寳刹於毫端納須彌於芥子雖千箱萬軸無以逾此余雖稍加綜核未敢過爲更張如首編記録中論内傷者居多次編内傷襍語内亦有多條可入記録者余總不敢

妄爲配合學者觸悟貫通毋蹈刻舟之求此不爲多
彼不爲複庶不昧先生立言妙旨弁區區删定一得
之愚意也先生諱之幹姓周氏江南太平人生於明
萬曆年吾鄉慎柔師由查了吾私淑其訓慎柔臨寂
時以先生書數種付余且囑余秘之余謂不然先生
之學開闢前賢垂示後輩可爲一代不朽余偃蹇無
聞纔秘之私笈不過爲里巷中小康濟耳壽至乙酉
避兵遠竄囊無所攜恐卒厄兵燹先於丁亥刻慎

彚五書。今復遡其淵源。鋟先生書三卷。弁查了吾一帙。以成全璧。大抵先生之學。尤深於內傷一門。蓋從內傷立辨。而外感與諸雜症。俱錯見於中矣。先生隱居山埜。遲暮聊成。不急求售。太倉王文成公患危症。名醫畢集。束手技窮。偶卜卦得蠱之幹。與先生諱合。千里相招。施功旦夕。公具五十鎰。爲壽。自是先生名大顯。不但機緣輻至。而先生之學。傾動鬼神。嗟乎。岐黃豈小道哉。

丁酉夏月瑞章氏題

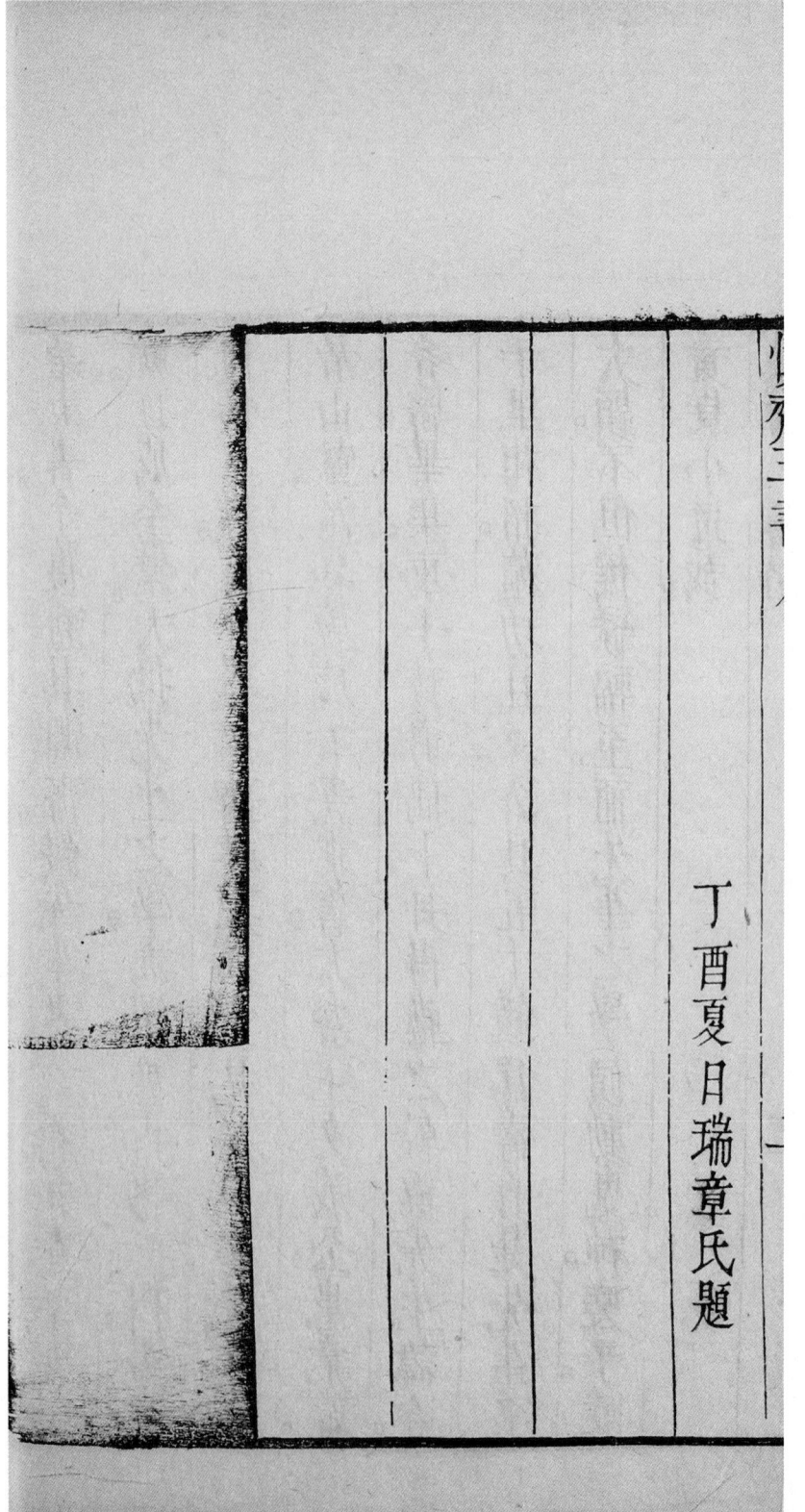

凡例

先生之書、從無刻本、方技之家。偶拾其片言隻字奉爲秘典。及施之治療、方枘圓鑿。動多不合、蓋由未覩全書本原未徹也。是書有綱有目、通達道源、眞足以方軌前賢、引繩後學矣。

先生之書、多出自門人記劄。或附會己意。或詞意相阻、眞僞雜載、冗沓無倫、雖動積數萬言、已非蘭亭舊本。是書乃其高足上座、了吾愼柔、親授筆記、而予又重加刪訂。簡帙不繁。扼要之言。不外乎此。
原書另有脉症。用藥諸項。如腎水不足。用六味丸。命
門火衰。用八味丸之類。此設爲規矩。以爲方圓之則。
而病機千出。變化無方。予俱畧而不載。以杜後人鍥
舟膠柱之嫌。
先生醫案。皆係門人之筆。見其驗症用藥。而依法記
之。故議論多未詳悉。予力加芟柞。僅存八十餘首。分
門彙録。以待高明之士。頴悟觸類。以爲拯世之良筏

云。

先生引用古方載在諸書亍不冗列以滋汗簡。唯和中散數方係先生創設。開闢古今。故特詳於後。

瑞章氏再識

周慎齋先生列傳

查　第

周慎齋諱子幹宛陵太邑人也生正德年間爲人剛毅不阿好讀書貧病交侵中年患中滿疾痛楚不堪遍訪名師無效復廣搜醫方又不敢妄試一晚强坐玩月倏爲雲蔽悶甚少頃淸風徐來雲開月朗大悟曰夫雲陰物也風陽物也陽氣通暢則陰翳頓消吾病其猶是乎遂制和中方丸服不一月而安歎曰大哉聖人之言也陽生陰長不易之理舍靈素張李吾

安所適哉今之醫家皆聾瞽也於是潛心靈素私淑
張李參以河間亦纂明矣猶不敢自是就正於薛立
齋先生問難數日證其初悟豁然貫通出謂人曰立
齋眞名師也理道甚明惜其稍泥余思過半矣歸主
查源溪翁家源溪與愼齋以理學相契最爲莫逆交
請見諸行既而自銘曰痾口如年求醫求仙毋慵致
敗毋利喪元精吾之學廣吾之傳體天明道庶幾無
忝嗣與博游數十餘年源溪曰愼齋之醫入神世不

多得欲斯人吾誰與依因命其子有則字虛中者師事之了吾從旁嘆曰余亦思侍帳無進見之將虛中曰朋友有通財之義吾與若分雖叔姪情同兄弟當倫脩贄金三鎰與叔共拜之時查竟水亦在門下愼齋曰虛中志在詩書多不能竟了吾純靜可得全學竟水敏決可傳痘疹後果如其言盤桓五載秋史廣文西賓陳希陽久病拉治愈悅服執弟子禮回至中途見擔蛋者爲嶢石碎憫之償其價命工人去其石

工人曰此石靈言者莫不與炎頋哂焚香告曰藥王
急民苛毒若靈禍及某母與爾鄰人終莫敢蹢並擬
議間雷擊平之其至誠感神如此越明年六十傾心
味道因了吾過燕吳徧周南國虛中如太學由歲薦
授會稽縣令染目疾歸各述所聞畧陳簡著故慎齋
醫錄半出虛中了吾輩也

周慎齋先生三書卷之一

晉陵陳嘉璴樹玉甫鑒定

口授記錄

清氣在下。則助命門火。故陰氣濁氣在上塡實肺氣。肺不能行降下之令。故大便閉。

凡胸前作脹痛者。皆陽氣不達於胸。陰氣塡塞故也。蓋陽則輕鬆。陰則凝滯。

治傷寒法。總以扶陽為主。如冬月陽氣藏於腎裏實表虛寒邪易入。陽氣難升。故十神湯中。乾葛升麻。白芷升陽明之陽。紫蘇麻黄。升太陽之陽。川芎升少陽之陽。陽升而寒自散也。至春陽氣甚微。飲食七情之氣。鬱於胸膈。陽氣不得上升。故香蘇散用香附陳皮。開豁胸膈。使陽氣得以直上也。至夏陽氣盡發於表。表實裏虛。且長夏濕土用事。内多濕熱。用豬苓瀉上焦。茯苓利中焦。澤瀉利下焦。佐以肉桂。以辛熱之氣。散動濕鬱。接引陽氣入裡。令三物得以下達而成功。至秋陽氣下藏。肺金用事。以濕熱內鬱。陽難降下。故正氣散用藿香醒脾。厚朴溫胃。紫蘇陳皮開豁胸膈。令陽氣得以下潛也。今人昧此意。反以泄陽。悲夫。寒傷少陽。寒熱嘔而口苦。胸脇痛而耳聾。治法止宜和解。若汗則損太陽。下則損陽明。緣膽在中無出入之路也。小柴胡湯中黃芩清膽火。柴胡走肝經。且引黃芩直入病所。清利邪熱。肝邪勝則克土。參草寔脾使不受木之害。半夏和胃。且助柴胡成功。有是病而用是藥。

缺一不可。

胃氣上升於肺則爲氣。從肺回下則化爲血。

人身以陽氣爲主。一分陽氣未絕。不至於死。一分陰氣未盡。不得成仙。

經云春不服白虎。爲瀉肺。秋不服柴胡。爲瀉水也。蓋春主陽氣上升。石羔知母苦寒。下降惡其瀉肺之陽而不得生發也。秋主陽氣下行。金生水之時。柴胡發散。惡其升提陽氣。而不得下達也。

凡虛損之病。命門火旺。腎水不足。陽明化燥火。肝氣即胃氣。故肝火亦旺。木燥土乾。心火炎上。金無養。水無生。五火交熾之時。若用黃栢知母滋陰降火。是猶乾鍋煉紅。而一杯之水。擊動火勢。立地碎裂矣。甚可畏哉。若脈帶緩。是胃氣未絕。猶可調理。用四君子加山藥。引入脾經。單補脾陰。再隨所兼之症而治之。俟脾氣旺。則土生金。金生水。水升而火自降矣。此合三之治也。若脉見緊數短數細數者。皆不可治。

内傷肌表發熱。皆邪陽盛。正陽虛也。參芪所以助陽。但芪性緩。須佐以附子。則壯陽之氣。領芪直走於表。而成功斯速。

傷寒寒熱往來。邪在半表半裏。内傷寒熱。係氣血兩虛。盖氣虛則寒。血虛則熱。一云脾虛則熱。胃虛則寒。盖脾胃者。氣血之原也。

内傷陽氣下陷。爲病日久。宜養正令邪自退。藥以甘温爲主。苦寒却病之藥。不過佐使而已。外感寒邪初入。元氣未虧。宜却邪以從正。故諸瀉心承氣陷胸之類。皆所以却邪也。邪退而陽無碍恙矣。

内傷清陽下陷。陰火上升。若用寒藥。陽愈陷。火愈熾。火尋出竅。虚者受之。或自痛。或耳聾。或齒痛。從其虚而散也。

内傷左脉短細而濇。右脉浮大而虚。左爲氣中之血

陽氣下陷不能生陰故血枯而脉細濇也右爲血
中之氣脾胃虧損不能生金故氣虚而脉浮大
清陽下降則水火不交而成痞心肺皆爲邪火所迫
漸至血枯經云地氣上爲雲天氣下爲雨人身陽
氣升騰則氣降而爲血故補腎以滋陰不若補脾
而升陽也
水者所以生木也水泛則木浮必得土克水而後能
生木木者所以生火也木盛則自焚必得金克木

而後能生火。火能生土。火炎則土燥。必得水克火。而後能生土。土生金。土重則金埋。必得木克土而後能生金。金生水。金寒則水冷。必得火克金。而後能生水。此生剋制化之道也。

傷風用溫肺湯。是金位之下。火氣承之。肝病用白芍。是木位之下。金氣承之。脾病用柴胡防風。是土位之下木氣承之。腎病用白朮。是水位之下土氣承之。心病用地黃。是火位之下。水氣承之。故不克不生五臟皆然人徒知克我者爲賊邪而不知克我者爲夫也蓋女無夫則不生五藏無克亦不生如水生木是矣而江湖河海之中不見木生以其無土克也故相生之道人皆知之相克之義舉世莫知經云承乃制制則生化有志者宜詳味焉

腎畏白朮恐傷於燥也然尺脉洪大嫌於水泛而無所制須用白朮以隄防之若尺脉細則無水不嘗用白朮以燥之矣

脉氣不足。用四君子湯。脾氣有餘。用平胃散。有餘則洩。不足則補。五藏皆然。

脾虛則脉弦者。服補中益氣湯後。必發瘧。脾虛而濕勝者。服補中益氣湯後。必患痢。此邪尋路而出。仍服前湯自愈。

火載血上行。逆也。復用凉藥強爲降下。不逆而又逆乎。肙若發而散之。之爲愈也。

兩尺無脉。是爲無根。將有痿厥之患。兩寸無脉。是爲

氣閉。則爲陰陽不升降之患

凡似傷風咳嗽之病。作外感。毉。或表汗或清凉降火。後必成癆瘵。蓋肺虛不能衞皮毛。以致傷風咳嗽宜用溫肺湯。固肺氣爲主。若用寒凉。則肺氣益虛肺虛則不能生腎水。水枯則相火旺。相火旺則骨髓蒸乾。癆之所由作也。癆病不作瀉者陰虛骨髓皆枯也。善食者。胃中火盛。非多食壓火不住也

緩爲脾之本脉。緩而有力爲太過。無力爲不足。若脾

部見弦脉爲木乘土位，中氣不足所致。是從所不勝來爲賊邪。若見沉細，是從所勝來爲水侮土。見短濇，是從前來爲寔邪。見洪大，是從後來爲虛邪。

凡看脉，先認本部脉形，若兼見别部脉形，或從所生來者，或從所克來者，以五行之理推之，然後斷病不差。

仲景以弦爲陰，叔和以弦爲陽，然須辨弦中遲速，而後陰陽始定。弦遲爲陰，弦速爲陽，弦滑爲痰飲。

內傷發熱。是陽虛上浮。下寒上熱。內寒外熱。爲假熱也。蓋肝脾腎三陰在下。三陰中有三陽。若陽氣虛陰氣勝。則三陽上逆。三陰獨治於下。太陰則無陽明之陽。少陰則無太陽之陽。厥陰則無少陽之陽。陽浮於上。身熱所由發也。故用乾姜回陽明於脾。肉桂回太陽於腎。茱萸回少陽於肝。三陽下降。則火斂歸原。而身熱退矣。故曰乾姜肉桂。乃退熱之聖藥也。

温肺湯。金浮水升也。細辛五味肉桂。皆所以温腎。腎水温煖。則氣上行。氣卽水中之金。是金浮也。所謂雲從地起也。上行之氣。薰蒸於肺。停而爲津液者。復化爲水。是水升也。所謂水從天降也。

温肺湯。木沉火降也。温肺則金旺。金旺則能平木。木有所畏。收斂下行。是謂木沉。木既沉。火自降矣。木者。火之母也。木浮則火在上。而腎水寒。木沉則火在下。而腎水温。

凡人一身只陰陽二氣若陽氣生發陰氣皆化爲血陽若不足陰氣皆化爲火

脾當夏月濕熱爲害自受之則作瀉痢入於肝則寒熱似瘧入於肺則爲痰嗽若腹中大痛則少用五苓散重加乾姜可當理中湯若腹微痛則重用五苓散少加乾姜痰嗽五苓散加半夏五味則肺氣清可當温肺湯瘧疾五苓散加柴胡黄芩頭痛加川芎蔓荆腹中宿食加乾姜半夏蓋乾姜温中能

化宿食，半夏醒脾故也。汗多，五苓散合小建中湯。汗太多，合黄芪建中湯。身熱，五苓散加柴胡、乾葛。熱甚加石羔。欲用五苓發表，則熱飲走表，桂枝得令也。欲利小便，則冷飲達下，澤瀉得令也。欲吐則温服，復飲熱湯數碗，探之使吐，猪苓得令也。一方之中，無窮妙用如此。

濕熱在上焦，大渴引飲，宜滲瀉之。五苓散爲陽中之陰，表之裏藥也。肺形虛飄，故猪苓入肺而利上焦。

茯苓利中焦。澤瀉利下焦。白朮補脾以燥濕。用肉桂少許。以甘温走表。交通内外。接引陽氣入裏。扶助藥力下達而逐三焦之濕熱也。

人身以陽氣爲主。用藥以扶陽爲主。如上焦閉塞。陽氣不得下降。須開豁之。中焦陽虚不能上升。須温補之。下焦陽不能藏。須求腎納氣。

瀉屬脾。宜升胃。吐屬胃。宜醒脾。

今人取煤炭者。冬時天寒。必脱衣下坑。以陽氣下潛。

地上寒。地下熱也。夏時天熱。必複衣而下。以陽氣上浮。地上熱。地下寒也。醫家用藥須識得此意。故東垣夏月用大順散。以陰在裏也。冬月用黄栢。以少火在泉也。經云。用熱不遠熱。用寒不遠寒。是矣。凡内傷傷寒。若服温肺湯。不宜驟發大汗。蓋藥中氣味皆辛熱。飲入胃中。須待良久。俟下焦温煖。腎中之陽上達於肺。薰蒸成液。而後皮毛開通。自然汗出。邪氣自退。大火煎者。取其厚氣。易達於表。而不留中也。若湯藥入腹。遽用温覆發出大汗。則津液先亡。藥之熱氣。不能發泄。反鬱於內。而成燥火。故身熱反甚。舌乾齒燥。脣裂神昏。一切熱症所由作矣。當此之時。熱勢太甚。須用柴芩湯加當歸枳殼乾葛以和解之。所謂開鬼門。潔淨府。上下分徹其熱也。

歸脾湯用木香。交通之使也。蓋火鬱氣滯。脾氣不醒。不能上通於心。下達於肝。失其統屬之令矣。木香破上焦之滯。醒動脾氣。而後脾能涅氣於心。心始生血。散精於肝。肝始藏血。心肝歸依於脾。而後脾得以統血也。且參芪朮草之補脾。當歸之補肝。茯苓遠志酸棗之補心。各守一經。性皆滯礙。得木香之疏暢。則藥氣活動。三經流通。而無扞格之患矣。

今之用歸脾而去木香者。惑哉。

凡嗽咳而後痢。肺虛陽氣下陷也。先嗽咳而後瘧疾。金衰不能平木也。

凡生病處皆爲陰爲火爲陽氣不到陽氣所到之處斷無生病之理

痢疾不發於夏發於秋者葢夏時陽氣盡發於表太陰主裏濕土用事純陰無陽或過食生冷積而不化積久成熱痢之所由起也不發於夏者無陽則陰不運發於秋者陽氣入裏攻之使然也

四物湯治血之有餘不治血之不足葢有餘之血溢而不歸於經則用芎歸川芎上至巔頂下至九泉

所以行血。當歸引血歸經。二味走而不守。白芍酸以收之。地黃直達丹田。二味守而不走。使血安於其位也。若血不足。則孤陰不生。必以四君子爲主。令陽生陰長可也。豈四物所能獨治哉。

四君子補脾藥也。然得黃芪則補肺。得當歸則補血。得山藥則補脾陰。得乾姜則溫中。得丁香則溫胃。得神麯則去胃中陳腐之氣。脾氣困倦。加木香砂仁木香燥以醒之。丹田火起。加地黃之沉寒以泄之木乘土位。四君子加芍藥以補脾陰而瀉土中之木。

伊尹十全大補湯中用四君子湯補氣。加木香不使上焦氣滯。四物湯補血。加沉香不使下焦血滯。上古氣血皆厚。故用二香補而兼之以行也。若叔季之人氣血愈虛。故東垣以黃芪代木香。更益上焦之氣。血温則生。以肉桂代沉香。温煖陰血而使之生也。經云、虛者十補。勿一瀉之。是矣。

寒凉瀉火之有餘不能瀉火之不足五藏無病只腎虛火動故用寒藥滋陰降火若脾虛下陷陰火上升復用寒凉則無根之火降之愈熾而喉痛音啞之病作矣危亡其能免乎

補中益氣湯人皆知爲上焦之藥而不知其爲下焦之藥也以脉右大於左陽陷於陰乃從陰引陽也

六味地黄丸人皆以爲下焦之藥而不知其爲上焦之藥也以脉寸旺於尺陽亢於上乃從陽引陰

也。

汗乃心之液。心火乘脾。散而不斂。故多汗。亦有腎水

侮土。溢於心而爲汗者。

命門脉起。用茯苓芪仁引火下達。

脉數則無火。是邪火有餘。眞火不足。

兩尺脉數。是爲陰虚火動。

脉緊猶有胃氣。脉數是無胃氣。

浮弦之脉。芍藥斂之使下。

血無氣領。血不歸經。
火在丹田之下者。是爲少火。少火則生氣。離丹田而上者。是爲壯火。壯火則食氣。食氣之火。是爲邪火。生氣之火。是爲眞火。
肝火逆行。上乘脾位。用吳茱萸炒黃連以制之。黃連瀉火。吳萸引肝氣達下。歸於其位。所謂木沉則火降也。
先有臟毒。後有咳嗽。此由腑及臟。肺與大腸相表裏也。

論注曰：病嘔而吐，食久反出，是無水也。蓋腎主司閉藏之令，腎水既絶，則不能納氣，氣不歸原，逆於膈上，故嘔而食出也。

凡虛損見數脉，爲胃氣不足；若轉緩弱，爲胃氣生發之象。蓋緩則有寬裕不迫之意，弱則有軟嫩和柔之態，皆象少陽春生之景也。

四五月間，濕熱雖盛，猶正脾病，故宜五苓散；若六七月。濕熱太甚。壬氣衰而客氣旺之時。宜清暑益氣湯。滋壬膀胱之水。已絕於巳。癸腎水已絕於午。用參芪甘草麥冬、五味大滋化源。令金旺生水。以救將絕之腎也。黄栢清水之流。蒼朮白朮澤瀉上下分消其濕。升麻乾葛解表之熱。青陳皮神麯消濕熱之痞滿。而除陳腐之氣。

四君子甘溫足以守中。二陳辛溫足以散滯。皆脾胃要藥也。

凡脉見數。爲胃氣不足。宜单補脾陰。以養胃氣。

作瀉。藏附子於白术中。令其守中。以止瀉也。表熱。藏附子於黄芪中。欲其走表。以助陽也。

凡夏月陽氣盡浮於表。脾胃無陽。濕熱内積。五苓散要藥也。

中氣與腎相對。足天一生水也。

胃之陽氣貫於四藏之内。假如陽氣不到於肺。是肺之脾胃虚也。餘可類推。

肺脈豁大。須防作瀉。

眼胞上者屬脾。下者屬胃。

凡人素有病。若勞碌動作。反覺精神强健。此乃陰火沸騰。扶助於内。不覺元氣之不足也。若靜養調適。反覺神倦氣弱。此陰火已退。陽氣已復。本相透露故也。以元氣本不足也。

若卒死者。魂不附體。若身一移動。則魂尋覓不着。不能復歸矣。

心火居上。腎水居下。水能剋火。以脾土居中。制住腎水。故不得凌上耳。若土虛不能制水。水無所畏。自小腹撐起。上衝於心。來剋心火。如豚之奔而不可遏。故名曰奔豚。久則痛甚。水火不得下降。脾土無養。日就尪羸而不可救藥。

無火不動痰。無痰不作暈。

凡走表之藥。以氣勝也。須熘火驟煎。不可太熱。

瘧疾脉遲。宜用丁香溫煖中氣。脉數者不宜。

痰着而不出是無力也痰黑出於腎中氣寒腎水泛上也

凡病久而不愈者多有用附子獲效附子回下焦之陽蓋萬物生於土火者土之母也命門火旺則脾土溫煖胃氣升發五臟皆有所稟此提綱挈領之治也若於五藏中用藥猶是見病醫病其何能效

白濁不清者濕也痛者濕兼熱也

久瘧宜補脾痰喘宜求腎納氣

肝臟在兩脇。肝之治在下焦。腎肝居下陰中陰也。

夜間不睡。蓋膽火沖上。神不安靜使然。温膽湯中。用枳寔開豁胸膈濁氣。竹茹清膽火使之下行

凡病人五味皆欲食。食又不能多者。五臟皆虛。脾氣不運也。蓋一味屬一臟。一臟虛則思一臟之味。肝氣虛則思酸食。又不能多者。脾氣虛不能運也

六味地黃丸。腎虛火動藥也。牡丹皮凉心火。山茱萸歛肝火。澤瀉利腎經之火。從前陰而出。若火不甚

熾者。只用山藥茯苓熟地单滋腎水而補脾陰也。

附子經煨則走而不守。其勢上行。可以壯陽於表。童便製則守而不走。其勢下行。可以回陽於裏。其雄猛之氣。用之得當。自成大將之才。若用寒藥多方監製。是制縛之也。用之而又畏之。安能盡其才。

益智氣味辛溫。脾肺腎三經藥也。若專用溫腎須用山藥補住脾氣。然後不得上行。而成補腎之功。

木香破上焦之氣。而能下達。砂仁醒脾氣。而能上升肺氣凝滯。用白豆仁温之開之。然後肺氣下行。陽氣得以上達。

一人病左脇痛。後傳之右。當不起。肝有七葉。左三右四。其治在左。其藏在右。痛傳於右。邪入藏矣。後果然。

久病形瘦。若長肌肉。須從内背眼下胞長起。蓋此處屬陽明胃。胃主肌内故也。

髮脫落。東垣用黄芪建中湯者。是陽氣不至於巔。黄

芪建中湯陽生陰長也

繆刺者三稜針刺其絡以出血巨刺者刺其經以通
氣

本草云白朮條芩安胎之聖藥也蓋胎以血爲養血
熱則妄行凉則凝聚黄芩苦寒凉血故也用白朮
者使其補脾以統血也且胎繫於腎白朮補脾土
能生金金能生水有子母相生之道復用芍藥之
酸以斂之甘草以和之數味皆安胎之要藥也然

氣既上逆而又用升柴升提似乎不宜

其性皆壅滯。蓋氣行則生血。氣滯則成火。故用砂仁。使諸藥流通而不滯。且以醒脾也。又用紫菀開豁肺氣。使氣下行。生血而不留滯於胷膈。若覺胎氣下墜。用川芎以行之。下焦火熱。用熟地以凉之。腰痛用杜仲。倦怠用人參。胎前調理。大率如此。腎不納氣者。腎虚而氣不歸也。亦有氣上逆而不歸者。補中益氣湯加黃栢。亦腎納氣之法。欲上下相停而無偏勝也。

仲景云陽脉澁陰脉弦法當腹中急痛尺爲陰寸爲陽陰脉弦者水挾木勢而侮土也陽脉澁者陰寒格陽氣分有伏火也火鬱於上水盛於下腹中急痛建中湯芍藥和中肉桂退寒水而除陰脉之弦薑棗辛甘行陽氣而除陽脉之澁

腹中寒痛建中湯熱痛黄芩芍藥湯

舌根強硬舌爲心之苗心火盛故也

清陽下陷陰火上升則爲氣逆濁氣凝滯則爲痰厥

所謂脾氣下溜乘於腎肝而成痰厥氣逆之漸也

而尺無脉是濁陰在上痰凝氣閉肺不下降金不能

生水而成痰厥經云上部有脉下部無脉其人當

吐蓋濁痰湧出上焦空虚肺氣下降於腎少陽上

升於巔吐中便有生發之意

遠志茯神開胸膈而使火下降

脚氣上行則爲陽氣下行則爲邪氣

小腹痛腎肝之部虚寒陰勝也大腹痛脾胃之部食

氣停痰也。膺右爲肺。左爲肝。上爲心。下爲腎。中爲
脾。諸作痛者。皆中氣不足。陽氣不通所致。
補中益氣湯。若欲下達。去升麻柴胡。加杜仲牛膝。
凡兩尺寸脉大。此氣不下達。用補中益氣湯二三貼。
清氣既升。濁氣自降。
三因七氣湯。用紫蘇下達。半夏去痰。茯苓去濕熱。厚
朴寬胸膈。凡三因七氣之類。皆可服也。
茯苓補心湯。獨以茯苓爲名者。蓋脾鬱濕熱。子令母

實心火盛而血枯。心無所養。茯苓利去濕熱。則心火退而神安矣。此所以名補心也。

先瘧疾後變中滿者。是藥傷中氣。邪從半表而入裏也。調理得法。腹脹消。寒熱復作者。中氣既旺。邪無所容。復從裏而散於表也。

用藥之妙。須從虛處着力。一落在實處。再難長進。頭痛醫頭。此醫家之大忌。

一病兩尺脉沉微。脾胃脉弱。肺部按之中沉濇不利。

此火不能生土。寒在下焦。痰在上焦。必轉咳嗽。然後陽氣升發。方爲好兆。

嗽痰氣喘。皆中氣不足。虚火上攻故也。

參苓白术散。中藥味皆滯而不活動。得木香砂仁則諸藥皆活動而不滯。

小兒睡不用枕。純是陽氣。胸膈無壅滯故也。古云神仙枕三寸。若常人年大。清陽日衰。濁陰日盛。苟非高枕則胸膈濁氣不降。卧豈能安哉。

崩症多用醋炒荆芥。荆芥升陽。醋能收斂

凡孕婦痢疾。裏急後重。只宜蘇梗杏仁枳殻。不宜檳榔。或中氣不和。少加木香。

凡内傷病症多端。難以盡述。著五臟皆病也。五臟皆病。脾虚致然也。蓋五臟皆禀氣於脾。脾虚不能灌溉。四旁。故各臟之病俱見。如民以食爲天。五穀一荒。萬民俱病。故救荒之策。務粟爲先。而五臟俱病者。救脾爲要。

素問治熱以寒溫而行之

丹溪治色白婦人惡寒用八珍去芎加炒栀治之愈劇知其病熱深而無反佐之過也仍取前藥熱炒與之而愈此治熱以寒借火之力溫而行之也

東垣治熱以寒溫而行之有三皆因大熱在身止用黄芪人參甘草三味者皆甘溫之品雖表裏皆熱燥發於內捫之肌熱於外能和之汗自出而解矣此溫能除大熱至理一也熱極生風乃左遷入地

補母以虛其子。使天道右遷順行。諸病得天令行
而必愈。二也。況大熱在上。其大寒必伏於內。溫能
退寒以助地氣。地氣者。在人乃胃氣。使其生氣旺
三也。

素問治寒以熱涼而行之

仲景治少陰。病下利脉微者。與白通湯。利不止。厥逆
無脉。乾嘔煩熱。白通加猪膽汁湯主之。此治寒以
熱。借猪膽之涼而行之也。

東垣治寒以熱凉而行之北方之人爲大寒所傷其足腫腫乃寒勝則浮理之常也若火灸湯浴必脫毛見骨須先以新汲水浴之則移時完復矣更有大寒凍其面或耳若見火湯必脫皮成瘡須先以凉處浴之少時以温手熨烙必能完復此凉而行之除其大寒一也大寒之氣必令母實乃地道左遷入肺逆行於天以凉藥投之使天道右遷而順天令諸病得天令行而必愈二也况大寒在外其

大熱伏於地下者乃三焦胞絡天真之氣所居之根蒂也熱伏於中元氣必傷在人之身乃胃也以凉藥和之則元氣充盛而不傷三也

常看古方用水一盞煎四五分素以爲可笑今思之甚有理此乃治脉虛形虛病虛之劑法也譬一小草樹欲用糞土培植其根須少用則枝葉茂而漸長多則枝葉萎黄過於壯也古人有用人參一兩用藥幾觔作一大劑亦是一法譬如一人素無疾

病偶有色慾又兼大勞適衍患病又遇尅伐藥一兩貼便神脫氣衰疲困痿頓庸工不知以爲難療殊不知血脉未傷郛廓未敗乃暴傷元氣宜用大劑頓使元氣充周於身而病愈豈與久受尅伐形氣血脉消息者比設此二喻以俟知者

東垣言補腎不若補脾論水乃生木而言俗見江河塘海塲未見生木木賴土生土先尅水中少陽木也滋生元氣則木有生生之意

周慎齋先生三書卷之一 終

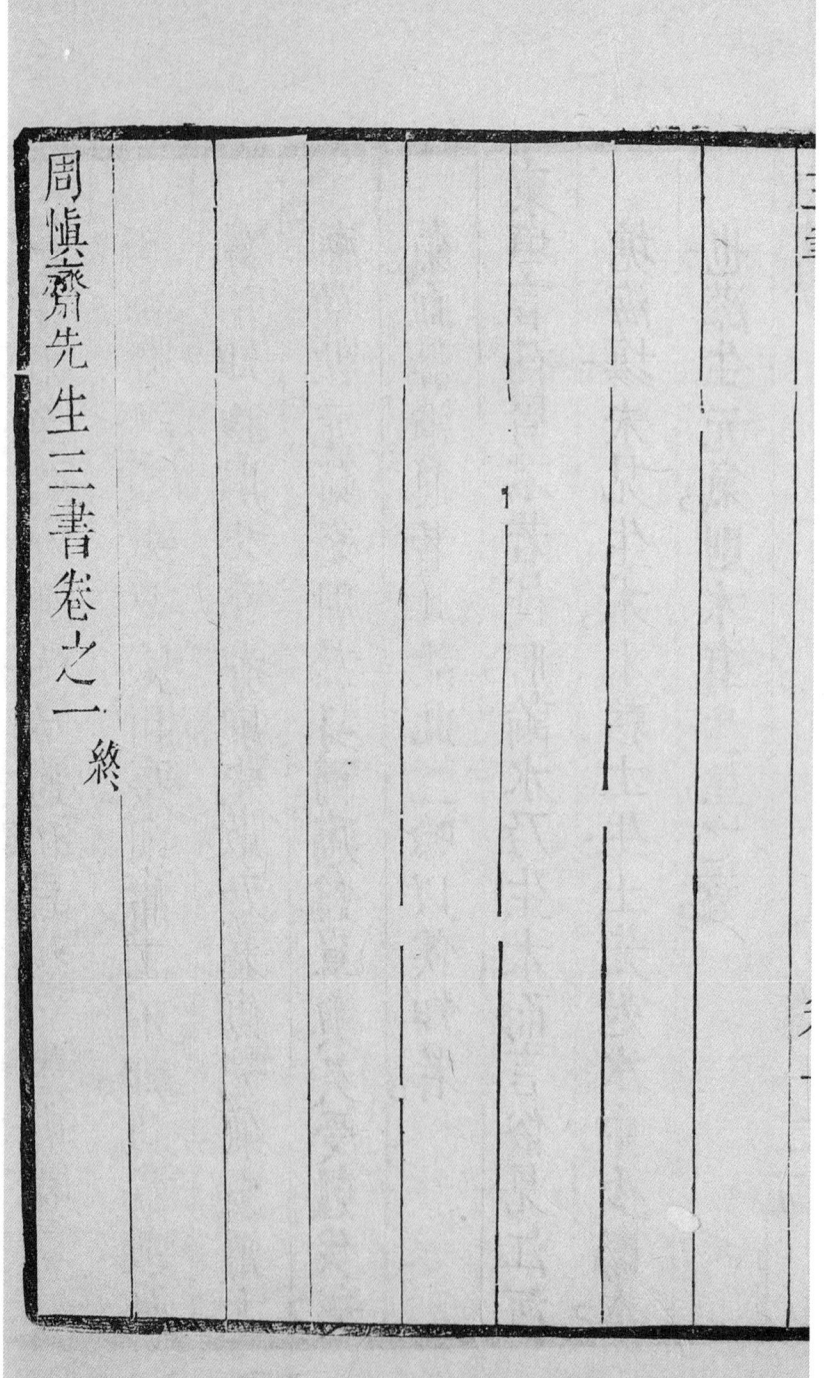

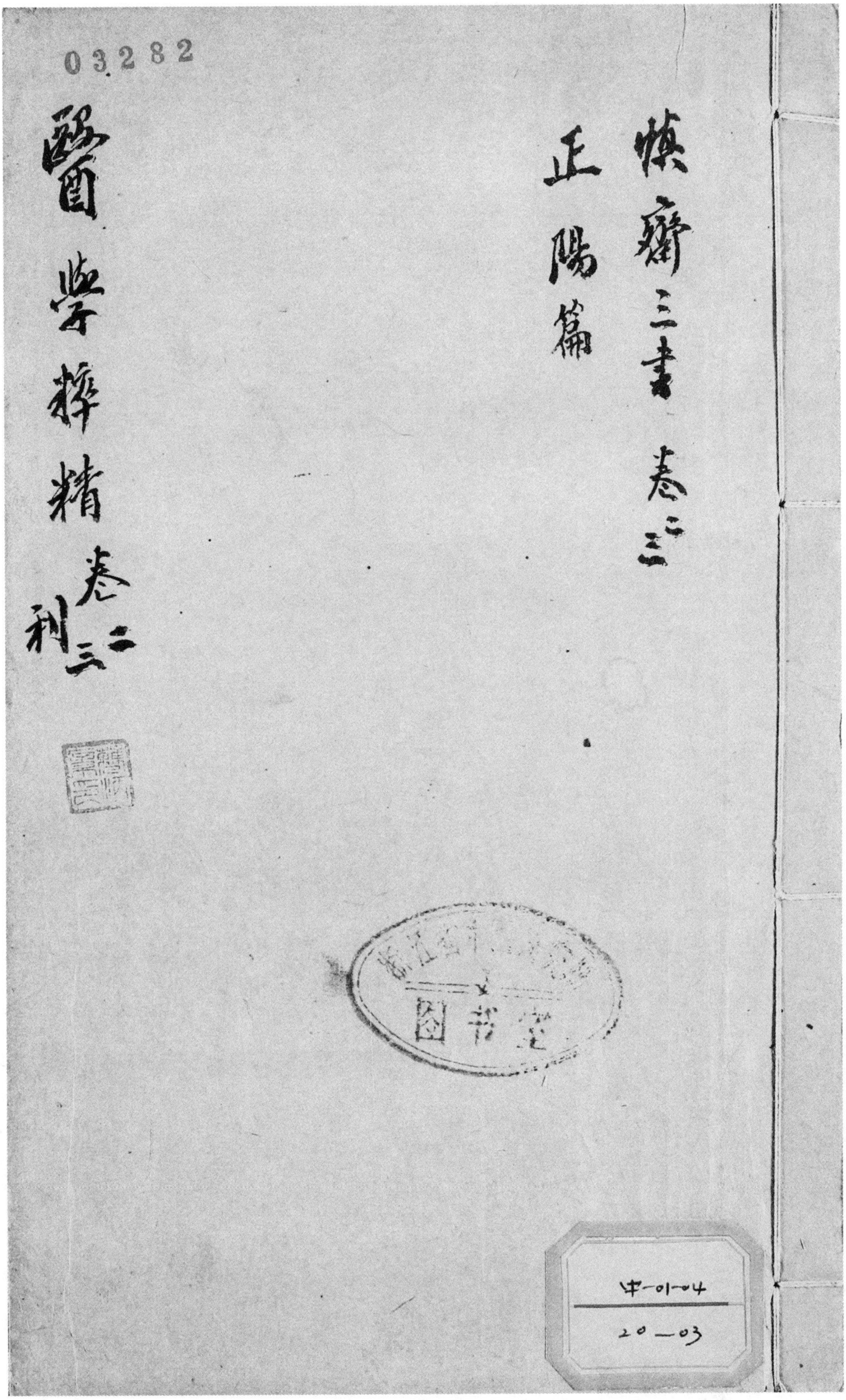
03282
慎齋三書 卷二三
正陽篇
醫學粹精 卷二三 利
图书室
中-01-04
20-03

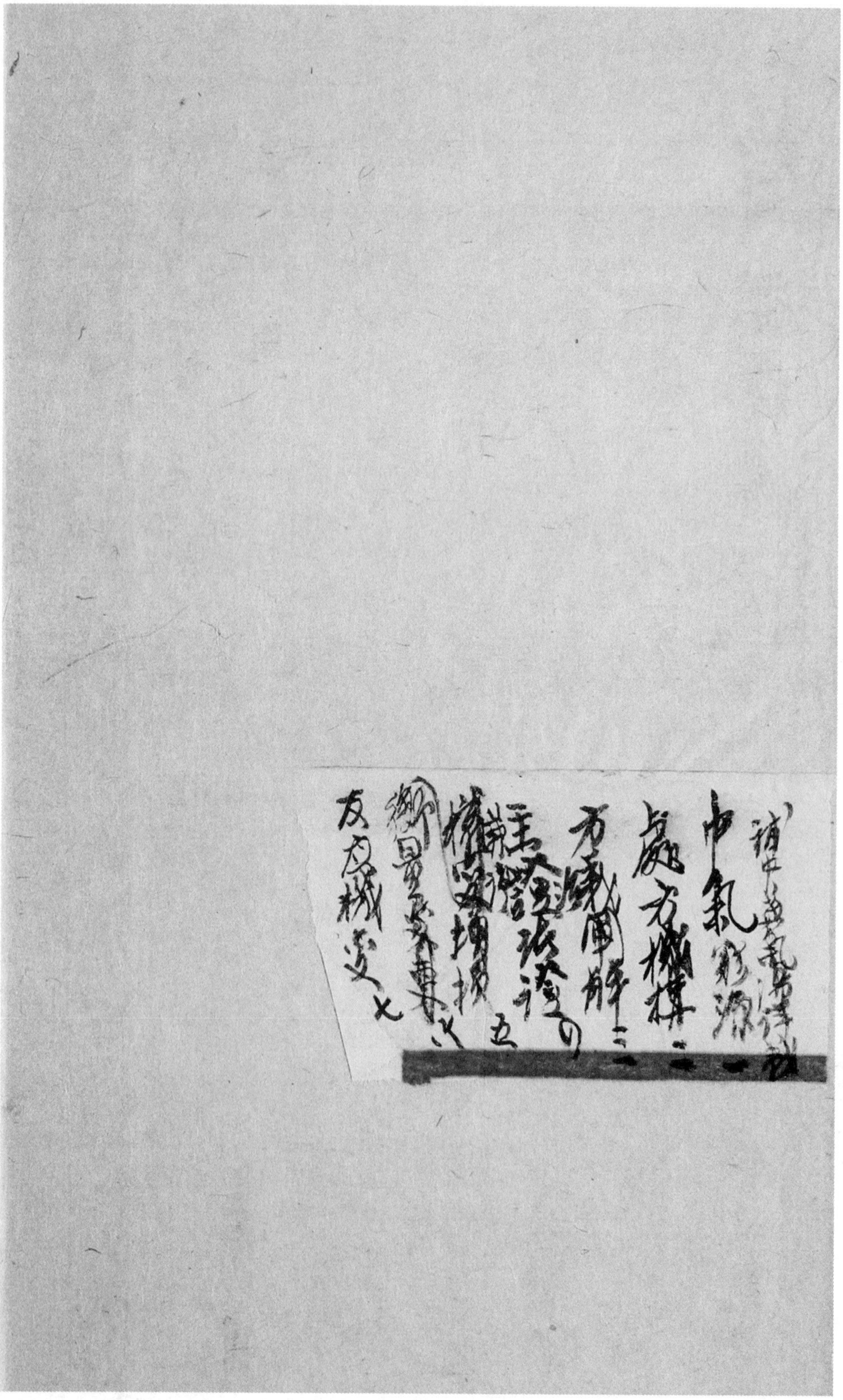

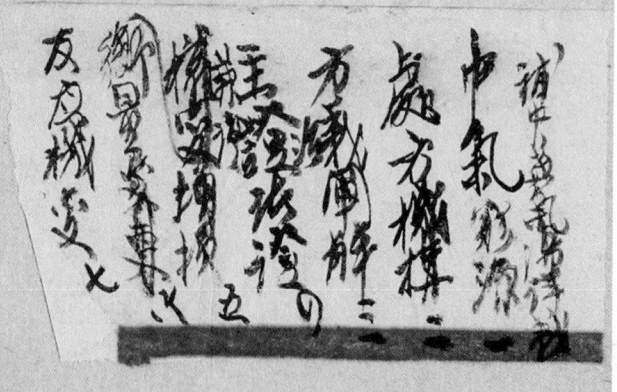

中氣雜義

周慎齋先生三書卷二

晉陵陳嘉璴樕　玉甫鑒定

內傷雜語

補中益氣湯所謂中者。即中氣。當臍中之空處也。脾氣在中氣之內。與中氣相為依倚。非即中氣也。中氣以空為貴。其所以能空者。以脾氣能轉運陽氣上升。而後中能空也。若脾氣下陷。填實中處。空者已窒。病由此生。脾之所以能升者。必饑飽寒熱無

傷於胃。胃氣生發。使脾有所禀。又必思慮勞役無
傷於脾。而後脾能散精。上輸於心。心輸於肺。肺輸
於皮毛。輕清者入經絡而爲榮。慓悍者入皮膚而
爲衛。脾既上升。其霧露之氣。薰蒸於肺。下行而成
津液。肺復行降下之令。入心入脾入肝爲血。入腎
爲精。自入爲液。其濁者入於膀之幽門。入於小腸。
會於闌門。糟粕出於廣腸。津液泄於膀胱。此正所
謂清升濁降。生生不息。倘或飲食傷胃。脾無所禀。

勞役傷脾。不能轉運。脾胃之氣。下流乘腎。則土尅水。水枯不能制火。命門之火旺矣。命門與心胞絡。一脉相通。故心火亦旺。胸膈間無非陰火之熾。火乘土位。則土燥金無所養。火又從而尅之。以故氣高而喘。陰濁之氣。塡塞於肺。肺氣爲之不利也。身盛而煩者。火盛血乾。神無以養。故燥而亂也。是肺之氣已絕於上。以故或似傷風。或似傷寒。皆陽氣不足故也。若認爲外感。下之則陽氣愈陷。肺氣愈

處方作用

虛。輕者變重。重者即死。可勝道哉。唯東垣先生揭
內外傷辨曰。外傷者是爲有餘。有餘者宜瀉。內傷
者是爲不足。不足者宜補。治用補中益氣湯。藥用
參芪甘草之甘溫。足以溫中補元氣。白朮苦甘。甘
能補脾。苦能瀉火。用當歸者。因陽明化燥火。津液
不停胃中。以致血枯。當歸以養血潤燥。五者皆所
以補中也。中氣既補。而陳皮開胃中之滯。使升麻
得以升陽明之陽。從右而上。柴胡升少陽之陽。從

陽虛脈

左而上。且引黃芪達表。人參補肺。甘草瀉心。清氣既升。濁氣自降。此補中益氣湯之所由設也。

凡左脉沉細而澁。右脉浮大而數。左爲氣中之血虛。陽氣下陷。陽不能生陰。故血枯而脉細澁也。右脉浮大爲虛。蓋飲食傷胃。勞役傷脾。脾無轉運。胃不生發。是爲土虛。土不能生金。肺氣亦虛。故脉見浮大。

虛用補證

凡得勞心嗜慾。七情飲食。縱酒饑飽過度。初雖不覺。

誤投湯劑

臨床鑑別

久則成患。以致身熱頭痛惡寒。潮熱症類傷寒。庸醫不明。妄投麻黄發散等藥。大發其汗。見熱未退。又以瀉火凉藥燥其眞陰。陷其淸氣。使濁氣上升。食下腹滿。又大下之。中氣愈虧。以致汗多亡陽。下多亡陰。傷之又傷。正所謂實實虛虛。損不足益有餘。如此死者。醫殺之耳。

傷寒發表。汗透而愈。內傷寒熱。間作不齊。發熱而微汗至頸而還。口不知穀味。日日如此。或兼泄瀉。似

瘧者名曰内傷雜病多端汗而又熱熱而又汗用
補中益氣湯加羌活泄瀉而熱不退補中加附子。
頭痛甚加蔓荆子川芎藁此病裏虚不足反用汗
下不效而何若治内傷藥非數劑可愈
外感但有汗便愈内傷一日一次狀如瘧疾用補中
一二劑小愈半月十日但宜保養有食色勞三復
照法加减治之其症必腹中不和口不知穀味或
汗出如水汗盡而熱熱盡而汗症無休息頭空痛

脹皮加減

之極大小便不利又兼內脹此是乾涸之象或腹不和服補中三服或五七劑不愈謹防變痨雖不死三五月方可

內傷寒熱汗間作氣血兩虛一怕頭疼甚二怕二便閟三怕絕穀瀉痢謂之三藏結不治補中服六七帖不愈者虛損宜用保元加歸芍發熱惡寒甚加肉桂附子甘温除大熱理必然也瀉去當歸煩燥口乾津不到咽非渴切忌白虎宜燈心淡竹葉麥

冬。不眠加酸棗仁。或加人參。煎清湯冷定。調盞元散。倘病明知陽虛熱極而自汗。解汗後又熱。汗出加水。陽被汗散。發泄在外。而不歸本。加浮麥牡蠣粉。或棉子仁炒焦煎湯飲。心神不安。加安神丸。夜服。又不愈。乃下虛不能奉上。虛陽上攻。必須下達。前方加木瓜。使陽氣復內。小便不利。加牛膝。大便不利。加麻仁。雖危可救。泄瀉脉大。補中湯保元湯加附子白术。或脉中細數無力。又無至數。泄瀉氣促難治。宜緩候。待氣血將轉。隨其症而治之。

凡中氣實則空。空則上通下達。中氣虛則實。實則痰凝氣滯。

凡補中湯用生薑。發表之表。煨生薑。發裏之表。

凡補中湯。人參補肺。白朮補脾。當歸入肝。餘不過佐使而已。若陽不足者補之以氣。湯內用人參白朮。味重者引入陰分。而氣後至者成功。當歸辛散。白朮走氣。不宜多用。陰不足者補之以味。湯內用當

藥隊交要

歸白术。氣厚者引入陽分。而味後至者成功。方有用氣留味者。有用味留氣者。如補中湯用入陽分以補氣。黄芪升麻柴胡陳皮俱是氣藥。多於四味。味先而氣後。後至成功。是謂用氣留味。用入陰分以補血。人參白术當歸甘草俱是味厚。多於四味。氣先而味後。後至成功。是謂留氣用味。餘諸方不過倣似而已。

凡用補中益氣湯。內傷至要之藥也。三四帖後。或中氣虛寒。覺腹中痛。理中湯。中氣不調。鬱鬱不疎。或微脹氣滯。調中益氣湯。心神不安。恍惚汗出。歸脾湯。此内傷調理必用之藥也。上焦兩脇有病。俱是風熱鬱火。必加疏風散火之藥。唯中焦下焦有病

一乾姜肉桂可重用。

凡用補中湯病熱已退。柴胡升麻不必加入。若大便結燥。小便不利。或平常見此症。此清氣下陷。補中雖數帖無妨。人參少用。黄芪當歸白术各一錢。服

二三貼病將退飲食能進再用前方加白朮如熱甚不去者甘草少故也

如用補中湯汗少肺氣不開重用黃芪汗多裏氣不守重用人參熱不退重用甘草臍以下無汗加黃栢三分渾身拘急作脹係風寒羌活防風宜加不拘急但作脹宜加附子

大便欲去不去或着而不出氣虛了而不了血虛俱宜補中裏急後重初起皆屬於熱日久作虛治之

數似別治

補中湯可用。

凡有内傷症候。身熱口渴。用補中湯加乾葛三四錢。無口乾等症。但身熱不退。補中加附子。若身熱口乾不渴。見白虎湯則死。黄芪當歸湯則生。或飲冷水而致脇下痛者。用乾薑肉桂。但温而不散。用補中加附子。其痛即止。

凡内傷表裏不清。俱宜補中益氣湯。病久不愈。俱宜八珍附子必大熱。可用乾薑肉桂必大寒。可用血凝氣滯。表上乾熱。升陽散火湯。調理無過參苓白术散。八珍湯補中湯加附子合和中散。內傷盡矣。

八珍加黃芪肉桂。合二陳湯。脾胃盡矣。

內、傷中虛表熱。或潮熱自汗。莫離補中正方。表熱加羌活防風。腹中滿。附子和中青皮神麯之類。調理

八珍。氣血俱虛。十全大補湯。陰虛火動。脉洪大而不作泄。六味地黃湯加人參。惡寒。八味丸。腹痛。理中丸。倘病顛倒難明。必從脾胃調理。

但内傷症見大便閉者。補中湯加蘓梗杏仁各一錢。小便不利。加牛膝。汗多加白芍。减升麻。口乾加葛根五味。無汗加升麻。或久病而熱不退者。氣短促用保元加桂附。煩燥加歸芍麥冬五味。凡此症愈後。不過調理脾胃爲主。脉大若大便閉結。一熱一汗而日日不退者。六味地黃湯加肉桂麻仁。大飲有効。但見大便閉結甚。則用蜜一杯。加硝三錢湯調服。後調理莫過參苓白术散。

參用加減　忌用

內傷無燥糞。不思大便。切不可下。用補中益氣湯。卽七八日不求食不腹滿亦常事耳

內傷用補中益氣湯三五貼而汗不至足者難治。或五貼後遍身疼痛者亦難治慎録云或十五六貼或二十貼方得汗

內傷久而不愈。潮熱微汗咳嗽不思飲食用補中益氣湯加乾薑五味其病自愈不必理痰治嗽。正氣足病自除。何痰之有

凡見潮熱。是氣血兩虛補中益氣湯內黃芪一錢。白

禁忌

术一錢。人參五分。渴加參一錢。如熱難退。甘草生熟重用之。初發時炙草重用。當歸宜少用。發散風熱藥一味不可用。調理八珍湯。十全大補湯。或湯或丸散服之。

凡病潮熱。自汗泄瀉。咸具三五貼不愈。脉緩無害。緊細數者不治。

凡用補中益氣湯。下身痿軟。及虛弱者不可用。

凡內傷復感寒。不可驟用補氣湯。先以八珍去熟地。

本方加減

或去人參白术。加羌活防風。見症加減。候病必愈。
以益氣湯調理。

諸病或一七二七無汗。身熱往來。或自汗不思飲食。
係正氣不足。宜補中益氣湯和之。已汗而熱不退
者亦宜。無汗加羌活防風。三五貼汗出而愈。胸中
滿悶加藿梗杏仁。若大便閉。八九日一解。更加之
大效。飲食難進。噤口。鬱火。宜發之。歸芎湯加蘇梗
杏仁。痢亦宜之。

當用

久病退用 要法

不拘諸病。但見潮熱。便是補中。正氣復。諸病皆退。汗至而愈。

久病潮熱不退。初病可用補中益氣湯。三月後。補中不可用。用熟地。則腎氣納而潮熱退。納氣之法。有用和法而令氣納者。甘草一錢五分和之。陳皮一錢五分利之。益智仁一錢溫腎。此和而納之。有用溫而令氣納者。八味地黃丸是也。肝之脾胃虛。氣不歸腎。八味地黃丸去附子是也。此溫而納之。有用涼而令氣納者。黄連五錢。生薑一兩。同搗爛研末服之。肺之脾胃虚。氣不歸腎。用生地一兩。生薑七錢。同搗爛服之。如補中益氣湯。保元湯。歸脾湯。用木香加入同煎。令其香味浸入。則能助參芪成功。是謂輔正去邪。四君子湯。十全大補湯。用木香但磨而不入藥煎。令其氣不散。則能行參芪之滞。是謂去邪從正。

用補中益氣。小便不利。加牛膝。用六味地黄丸。小便不利。加車前子。

四君子湯用木香以滯氣在胸中故也四物湯用沉香以動氣在臍下故也氣虛不用木香加黃芪血虛不用沉香加肉桂。

凡用參苓白术散遇腫脹全方內甘草只用三錢。

凡表虛多用黃芪裏虛多用人參上焦血虛多用當歸肉桂亦多用白术少用中焦白术多用血燥與當歸並用。下焦熟地三分肉桂二分湧泉火起加黃栢一分。

用補中益氣湯。必用歸脾湯。引血歸經。用歸脾湯必用參苓白术散。使氣下達。用十全大補湯。必用虎潛丸。納氣歸腎。

服温補藥調理。莫過參苓白术散。服大熱藥調理莫過八珍湯。

如脉俱浮大。渾身作脹者。十全大補湯。加羌活防風。

倘自汗作脹。表虛極也。補中益氣湯加附子大便

泄瀉。補中湯不宜用保元湯加白术乾薑。若遇無藥處。用紅木黑豆二味炒熟煎湯服之亦效

凡内傷症候。日久不愈。渾身熱甚。大便結燥。脉洪大而有力。宜用熟地一錢。山茱萸五分。澤瀉五分。丹皮五分。白茯苓五分。山藥一錢。肉桂三分。小便不利。加牛膝五分。三貼而愈。

凡内傷身熱自汗。俱屬血虚。若脉浮大無力。作陰虚治之。必不效。脉浮大有力者。六味地黄丸加人參

或作湯劑服之。

一內傷病。左尺有力。係虛火動。方用人參四兩。黄芪四兩。甘草一兩。生地一兩。或者以為血虛。加當歸數分。遂致作瀉。蓋重用參芪草。大補肺氣。金旺自能生水。單用生地。滋陰降火。且引肺氣直達於腎也。若當歸味辛。辛走氣。肺氣開散。大腸所以作瀉也。

凡內傷初起。宜八珍湯去熟地。加陳皮、半夏、寒熱頭痛。加羌活防風。胸膈不寬。加前胡桔梗乾葛紫蘇。見症之輕重。時令之寒溫用之。三日後病仍不退者。就宜用補中益氣湯。

凡內傷症候。表症已解。而濕熱留於上焦者。於調理元氣內。加茯苓半夏。清痰利濕。留於中焦者。於調理脾胃內。參苓白朮散。加木香砂仁。導濕實脾。

凡內傷用人參白朮黃芪。又加升麻柴胡。而熱可退。熱甚。加附子。瑞章曰。此陽外越而內寒。有寒。加肉桂。用白朮乾薑附子治裏虚。必用茯苓利其濕熱。
凡内傷似瘧非瘧日久不愈。久痢中氣虚弱。用乾姜。附子白术等藥。雖十貼無效。必中氣足而後病邪不復。若因得效而藥遂已者。病必再發。
凡内傷脇痛不止者。生香油一盞。生蜜一杯。和勻服一二次即愈。
一内傷服凉藥過多。愈后愈發。血滯於胸。用藕汁一碗。麻油一杯。姜汁一杯。和勻頓服之。血從大便出。

發熱似瘧

須臾吃粥而愈。調理須補中益氣湯多服。

凡內傷調理脾胃。必用羌活散其肝邪。此爲正治。

凡自汗蒸蒸發熱。似煩非煩。補中益氣湯。似瘧。補中湯加二陳。微寒微熱。陰中之陽虛。宜補上焦。八珍湯加黃芪。如胸膈不寬。加去痰藥。自汗微熱。陽中之陰虛。八珍湯加肉桂。如腹中痛。加乾薑、吳萸。

凡內傷蒸蒸發熱。潮熱驟治不得法者。尚可遷延。倘惡寒發熱。氣血兩虛。作外感有餘治之。其病速殆。

內傷身無大熱頭不甚痛。胸膈飽悶。大便不通。庸醫下之而閉。閉而復下。下而不愈。陽已將去，或遍身疼痛。自不能轉動。腹脹內有積血。雖神氣清爽。飲食可進。亦不能治。氣虛作脹。脈虛用補中益氣湯。加和中散。脈有力者不治。

凡有真內傷症。誤服竹葉石膏湯。須防失血。過二十一日必有反覆。誤服黃栢等藥。須防泄瀉嘔吐。一二日必見。

內傷發熱頭痛。六日後或泄瀉。自汗至頸而還。此病不治。最怕脹硬身痛。

周慎齋先生三書卷之二終

周慎齋先生三書卷之三

晉陵陳嘉璴樹玉甫鑒定

醫案

風　一條

查應希七月內感風。至八月身熱不退。泄瀉喘促。脉大而豁。此肺虛而內有伏水。用五苓散加人參二錢。乾薑一錢。一服而痰瀉退。仍有餘熱。再用四君加半夏柴胡。姜棗煎服愈。

（暑）三條

一女人六月中。昏睡不言不動。兩手脉上盛下沉。此是中熱。身凉不欲近衣。凉在皮膚。熱在內也。用益元散冷水調飲四五碗。仍以凉物置胸前後發戰汗而愈。

一人七月間。清晨昏暈一日不醒。人皆謂陰症。用附子理中湯。胡椒湯。俱不愈。脉沉細帯伏。小便二日不解。原有房事。熱從虚入陰氣將絶。宜以水救之用新汲水連飲三碗。不言。至五碗。少睡。又飲五七碗。大汗如雨。方知餓。食粥。後以補中益氣湯加葛根澤瀉而愈。

一婦夏月卒死。而氣不絕。遍體冷。而無汗。六脉俱伏。三日不醒。診之無脉。無脉卽宜死。三日乃不死。此是伏脉。熱極似水之症也。用青布濕水蓋在身上。一時許身熱。連灌水三五碗。反言渴甚。再灌碗許。大汗出而愈。以補中益氣湯加黄栢十數劑而安。

痢　三條

一婦患痢甚重。諸醫皆用清凉解毒。五六日後。湯水不進。口唇痛裂。渾身大熱。此腎之脾胃虚也。上身熱者。皆中氣虚寒。腎氣不能上升也。以補中益氣湯去陳皮。加乾薑肉桂各一錢。附子錢半。人參三錢。一服覺喉中痛。少頃覺胸中痛。又覺小腹痛肛門痛。連進二三服。胃氣漸復。始進飲食。但痢大作。衆用香連丸一服。便不能言語。速進保元湯加附予始甦。調理月餘方愈。

一婦產後痢疾，用剋伐藥，肛門痛如鍼刺，脉數無至數。產後得此脉甚危。用人參一錢，磨木香二分。參得香則能去滯氣，而後人參成功，以補肺中元氣。元氣固而不下陷，則肛門之痛自除。又有木香行滯散痛，故一服即痛減。後以前藥加和中散三分服之，是夜即睡。後用人參二錢，黃芪二錢，升麻、柴胡、甘草各五分，陳皮、木香各三分，漸愈。

一婦患痢。所服皆清凉解毒剋伐之劑。以致脾胃虛弱。血無所統。日下數碗。遇有所觸。其下益甚。欲補血恐脾愈虛寒。欲引歸經。然血去殆盡。治以陽生陰長之義。治以補中益氣湯。養中氣而安。

火症　一條

一人體肥大。每日食雞一隻。善食。至下午嘔吐清水。晚食肉一頓始安。診之。寸脉大於尺脉者數倍。且沉濇。此陰盛隔陽上焦。火盛故能食。丹田虛寒。故嘔吐。用生半夏一錢豁痰。沉香磨三分。炒黑山枝五分。使邪火從小腸而出。人參一錢。乾薑一錢。附子三分。水煎服。

頭痛 二條

一人頭痛引背。早微熱。午作寒。右關尺微弱。此血中氣滯。用人參、肉桂、當歸、香附、陳皮各五分。烏藥一分。紫蘇葉三分。煎服愈。

一女人右半邊頭痛。發熱目疼。小便白濁。臍中水出。

飲食減少。此脾陰不足也。用白术以蒼术水炒二錢。人參七分。酒炒黃連、陳皮各五分。炙甘草三分。吳茱萸一分。薑水煎服愈。

痰 二條

一富翁滿口痰珠。至舌尖則成大泡。來至綿綿不絕。察其脉症。知其大熱在胃。大寒在肺。先用參附湯一劑。保定肺氣。少頃以辰砂六一散瀉其胃火而愈。

按治是症時藥已屢投不應值寒夜先生擁爐火而坐爐中偶以炊餅炙熟有童子誤滴少水其上遽發大泡因悟病機投以前藥立愈慎柔識

一女病痰出盈盆不止脈豁大無力此內傷不足之症脾虛不能統痰乃用人參附子各五錢乾姜華撥枳殼檳榔二劑而愈

心痛　一條

一女人心口右邊作痛引背及兩脇詢之幼時爲人

當胃一拳。此血凝氣滯也。以靈脂蒲黃半生半炒各五錢。乳香沒藥炙去油當歸各一兩。肉桂三錢。酒下二錢。服盡愈。

噯氣一條

一婦鬱怒不發。久之噫聲甚高。言談不知終始。嘈雜易饑。經曰。心病爲噫。此因憂鬱於心胸也。用桃仁承氣湯。下蓄血數升而安。經曰。血蓄在上則喜忘在下則喜狂也。

呃逆　二條

一人呃逆連聲。脉來有力。因相爭。肝木受邪。自思金能剋木。用鐵二斤燒紅。水淬飲之即愈。

一婦患時疫。飲水過多。心下堅痞。咳逆倚息。短氣不臥。湯藥不下。諸藥靡效。作停飲治之。進以五苓散而愈。

嘔吐　七條

一婦患嘔吐。粒米不入六日矣。兼頭眩。胸膈如束而不舒。診其脉。沉弦而駃。且無力。此屬氣虛夾痰鬱。以人參三錢。陳皮川歸各一錢。烏藥用人乳炒。加竹瀝姜汁十劑而愈。

一婦自丹田冲上。遂吐清水。蓋火氣上逆。由丹田虛寒故也。用白术二兩。白豆蔻五錢。爲末。早晚以滚湯調下。蓋白术補脾、豆蔻温肺。此藥服之。則金水相生。其病漸愈。倘在男子。純陰無陽。則爲不治之疾。

一婦嘔吐，諸藥罔效，用沉香、烏藥等分，人參、甘草減半，姜一塊，淡鹽蘸藥擦牙根，津液嚥下，後腹痛如刀刺，下痰碗許而愈。

一人飲食如常，每遇子時吐，大便秘結。其人必有苦慮憂思，脾氣鬱結，幽門不通，宜扶脾通竅爲主。用人參、白朮以蒼朮汁拌炒、茯苓各一錢，炙甘草五分，附子煮烏藥三分，姜水煎服，愈。

一人喫粥飯即吐，飲酒則不吐，此瘀血凝積也。蓋酒

性大熱力能化血故通關直下非若飲食之有形阻礙也用辛熱末藥四兩服至春燥凝血化解後吐血而安

一婦産後傷食致胃虚不納穀四十餘日矣聞穀氣則惡心而嘔聞藥氣亦嘔求治吾師懇辭曰藥不入無法以治其家愈求不已遂用人參茯苓白术各一分甘草二分陳皮藿香砂仁各五分神麴一錢十年以上陳倉米一合順流水二大盞煎沸泡

伏龍肝研細。攪渾放澄清。取一盞。加姜棗。煎服。數服愈

一病嘔吐清水。從小腹起。出自口者。用半夏五錢。生姜煮熟。去皮心。丁香二錢。二味研末。臨發時。白滾湯調服愈。

身重　二條

一女人素憂鬱。身體雖肥。而四肢無力。渾身骨痛。頸有痰核。蓋思則氣結。漸生痰。痰不生血故也。用半夏

當歸各一錢白朮羌活各五分肉桂三分姜水煎服

一婦人忽四肢不舉臥床不起頭不能擡然飲食如故此痰碍經絡氣不得升降故也宜溫胃氣用紅麯二兩半夏一兩同煮透搗成餅晒乾入薑汁一杯蜜一杯時時服之即愈

瘵症 五條

一婦患傷風後惡寒自汗不收約半年雖夏不去被

手足皆用綿包裹不敢出被。服附子二十枚。人参二斤。用保元湯加熟附子不效。此中焦氣不歸腎。宜四君子加乾姜肉桂白芍五味子各一錢。服三貼效十貼全愈。

一婦外身凉。自言內熱。水瀉二月。日有四五次。言上體熱極。下體凍死。腰足俱冷。腹痛如水。或一時發熱。則不肯近衣。或一時怕寒。面目紅腫。脉數洪大。喜煖。喜補。常用火烘面。此伏火也。非寒也。熱極似水也。用升麻乾葛柴胡防風蒼术木賊生地黃芩黃栢梔子當歸赤芍川芎甘草生姜。而服諸痛皆退。後轉晝重。用黃芪建中湯。加附子一劑而愈。

一人眼痛頭眩。常望後倒。泄瀉三月。上身作痛作脹。腰腹足膝皆日發四五次。夜發二三次。裹急後重。理脾補中皆不效。作久病氣血兩虛。用黃芪建中湯。加人參二貼而安。

一人左手足俱強而不能輕舉。日服人參藥不効。曰不先鼓其氣以動其痰。即用人參。亦作痰耳。用溫肺湯一服。即能行動。後以十全大補湯加減。俟發寒熱如瘧始愈。後果然。

一人暑濕侵入下體。致踝以下足痠軟無力。此腎氣虛寒。火炎上故也。宜補脾溫肺燥濕。用人參白朮茯苓。益智歸尾芡實苡仁各一錢甘草防己肉桂各五分。空心服。又以白朮八兩。茯苓六兩。元米半升。豬肚內縫。煮熟。搗研晒乾。入沉香二錢。米糊丸。

每服六七十丸。

〔消症〕三條

一人患中消。屢食而饑。飲而渴。服黃連等藥不効。以山藥當歸茯苓陳皮薏苡仁甘草。專補脾陰不足。上消加麥冬五味子。下消加黃栢知母而愈。

脾陰不足。在上則眼目不明。在下則懊憹不寧。上宜人參麥冬甘草。有汗加黃芪。下宜用人參山藥蓮子白芍甘草。凡補脾陰不足。饍雜易饑。山藥多用火旺甘草多用。便燥當歸多用。心不寧蓮子苡仁多用。

一人患中消善食而饑。用黃連入猪肚内煮食之又以白朮四兩黃連四錢神麯糊丸津嚥三四十丸。臨臥服而愈。

一人心思過度日飲茶十數盞。精神困倦怠惰嗜臥。此心火乘脾胃燥而腎無所救。故飲茶不已名曰腎消。用黃芪蜜炙五分。五味子三分。生地五分。人參一錢。麥冬一錢。當歸一錢。水煎服数十劑。

積塊 二條

一婦右臍旁有一塊。作痛不止。移動不定。大便不通。諸藥罔効。左寸尺緩而微有力。關脉沉細。右寸尺似大。關脉沉細無力。此肝心與脾俱弱。木無生發之氣。又腎不納氣歸源。不可攻痞。用熟地山藥茯苓各七分。當歸一錢。小茴香人參各五分。沉香磨二分。服漸愈。

一人右脇有塊。右關脉谿大。用烏藥一兩。附子五錢。同煮透。將烏藥以酒磨服。俟積行動。以補中益氣湯加附子服而愈。

虛損十二條

一人平素勞碌惱怒。常患遍身筋抽痛。或時小腹痛。轉潮熱。二三月察其脉。六部俱微短數。兩尺脉俱微短。此肺虛而腎水將竭故也。宜保肺生腎。凉血退火。用人參四兩。黄芪四兩。炙甘草一兩。生地二兩。先用水三大碗。煎至一碗。又用水二碗。煎大半碗。又用水一碗。煎半碗。去渣熬膏。白糖收貯。每清晨噙化。

一人脉左寸弦。按之洪大有力。關大。按下無力。右寸無力。脾脉細數。尺部三焦浮大。腎脉不起。且平時先按三焦脉。則脾脉洪大。此三焦火起。脾有濕熱。心包絡少血。胆氣外泄而寒。用歸脾湯。則膽氣歛。而三焦之火不起。用參苓白术散。則補脾利濕。而細數可去矣。

一、一人因勞碌費心，飲食不節，致當臍而痛，痛則大便去溏泄，或午前瀉，或午後瀉。此脾土虛，腎水犯上，寒在腎故也。宜溫腎，則腎水不致泛上，再動胃氣，則脾土旺而痛自不作，瀉從何來。人參、白芷各五錢，五味、乾姜、鹿茸各一兩，糯米糊丸，空心白滚湯送下愈。

應樞左手沉細，右手細數，乃元氣不足，倘轉浮大，陰虛火動。宜補脾陰之不足。人參白朮茯神甘草山藥黄芪當歸蓮肉元眼肉七個。水煎服。三十餘帖愈。

一婦患一火症。降火之藥太甚。後胸前熱燥甚。時時打擄。脉之。或時調。或時濇。此鬱火發見。汗則愈。用保元湯。加麥味紫蘇。加生姜五片。水煎熱服。稍可。用保元合升麻葛根湯服之。得汗。后補中加附子愈。

又内子發熱食減。診左三脉洪數。按則虛脾脉緊數

女得男脉爲有餘。舉有按虛。熱在表也。脾脉緊數。

中氣不足。先用補中益氣湯。次以十全大補湯愈。

一人右脇痛引背。口乾舌燥。上身發熱。腰已下俱冷。

右手關尺不起。此血虛氣無所附。宜用溫藥行動

其氣。使氣有所歸。水升火自降矣。用乾姜肉桂各

五分。當歸八分。吳茱萸半分。塩水煮煎服。上身熱

退。下體溫煖。陽氣漸回。但食難消化。此元氣未復

耳。理脾胃為主。養血次之。胃氣一轉。諸病自愈。用參苓歸朮各一錢。姜桂各五分。炒神麯六分。陳皮四分。炙甘草二分。漸愈。

一婦人面上一熱。即遍身躁熱而汗隨之。日夜六七次。百治不愈。細思之。經曰面熱者是陽明病。此脾陰不足而胃有餘也。以山藥為君。歸芍地黄為臣。以補脾陰不足。用石膏生甘草以瀉胃火。黄芪麥冬五味以固腠理。加竹葉以去煩熱。二劑而愈。

一婦人身大熱。兩眼火出。舌乾口燥。手按地。腳入水盤中。親疎不避。服黃連解毒湯一二劑。愈甚。察其脉。豁大而無力。知其病在心之脾胃虛也。且有淫行。心氣耗散。必非凉藥所能愈。遂用白术一錢。乾薑一兩。炒黑人參三錢。其不用甘草者。生則恐瀉心氣。炙則恐緩中。而脾胃中火邪不得出也。三味煎服。不踰時引被自蓋。戰汗出而愈。

宜興湯拙齋夫人。先因驚起調理少愈。生一子在辛

丑年。後復受驚仍前跌倒。胎至七月遂墮。壬辰年
從京回。途中辛苦又驚前病復發。頭腦痛如鍼刺。
從背至肩膊皆痛。且睡臥不安。一醫作風痰治。增
胸滿耳聾眼澁。又易醫以凉藥清之。且泄瀉惡心。
終夜不睡。少食。診其脉。六部俱浮數有力。左關微
細。右寸不起。思之浮數有力。表實。火鬱宜發。按至
中之下遂不見。宜補陽中之陰。微細。胃無生發之
意。肺受氣於脾。隱而不見。肺無所禀受。不睡易驚。

心火乘脾胃氣上逆。此必勞役傷脾思慮傷心脾胃虧損。中氣虛寒所謂君不得令。相火妄動者非歟。按法宜用補中益氣加附子。六味地黄丸但陽氣陷下已久况所用藥非寒凉。即辛散是陽氣虧而又虧者也。驟用參芪則陰火熖熖之勢不可當。先用清上補下之劑。待水升火降然後依法調治。六味加黑乾薑四分。紫蘇五分。乾葛七分。赤芍四分甘草五分。細辛一分。吴萸七粒。薑水煎服。十餘劑病減十之六七。但惡心勞碌不得改。用六君加減全愈。

一男子年五十。色慾過度。咳嗽吐血。脉虛而無力。醫以貝母等藥清肺。六味丸加紫河車補腎。遂致肌膚消瘦。又一醫以河車人參天麥門冬、熬膏日飲三五大盃。後以參芪帶消痰行氣藥服之。病雖少愈。而喘滿不能行動。但飲食不減。至春咳嗽又甚。知其腎之脾胃虛也。謂從後來者為虛邪濕熱在肺胃之間。久久不治。必變中滿。宜保定肺氣。使母令子實。用人參二錢。白芍一錢。五味子三分。乾薑炒七分。肉桂五分。炙甘草五分。水煎熱服。呷一口。少頃又進一口。庶藥不至下行。服三十帖全愈。

一人素泄瀉。診之心脉微洪。腎肝脉俱虛。單治泄瀉。恐有土剋水之患。用白芷三錢。升動胃氣。五味子五錢。人參五錢。補肺而生腎水也。白朮三兩。山藥三兩。甘草七錢。蓮肉一兩。白芍一兩五錢。脾土健。

一泄瀉止。而水土平矣。共爲末。糊丸。每服五十丸。米湯下愈。

咳嗽七條

一人患内傷出血盈盆。用知栢寒凉滋陰降火。數月後致咳嗽。痰甚聲啞。形容消瘦。脉輕按有力。重按無力而短濇。此乃肺氣虧損。陽氣消鑠。極危症也。法宜補脾益肺。令土旺生金。金生水。用人參、甘草、五味子各一兩。茯苓二兩。生薑一兩。半夏三錢。熬膏白糖收之。時時噙之而愈。

一人咳嗽，肺脉大二尺細數，用人參、黄芪各四兩，生地一兩，甘草三錢，服漸愈。

一人久嗽三年，諸藥罔效，用補中益氣湯加附子七帖，遂久不發。

一人每日早晨喘極自汗，係中氣不足，以補中益氣湯加附子五劑而愈。

一人患痢半年後，發喘聲啞，口中臭甚，頭汗如雨，嗽聲不出。醫作痰火治。久而不效。是久病無陽。皆因脾虛生痰。不能統耳。用白朮四兩。茯苓二兩。製半夏七錢。甘草五錢。姜汁二盃。熬膏。以白糖二兩收之。噙至半月餘。諸病減半。一月全愈。可見諸病貴調理脾胃也。

一孕婦痰喘。用生半夏一錢五分。五味子三分。麻黄二分。先將水煎滚。後入藥煎。不令太熟。熱服。其喘即止。

五姐年六十餘。素憂鬱勞碌。患自汗寒熱。咳嗽痰重。脇痛背痛腰痛。口淡無味。脉右浮大左沉細。此肺之脾胃虛也。宜補脾益肺。則肝木平而風邪自散。用人參一錢。白芍半夏各一錢。肉桂二分。五味五分。炙草五分。薑三片。水煎乘熱服。二帖後。用四君子加半夏薑汁炒一錢。五味二分。白芍一錢。杏仁五分。百合一錢。漸愈。

吐血 五條

一人久痔後。咳嗽連聲不絕。吐血泄瀉潮熱。不思飲食。脉數無力。用保元湯四五服。雖効。而咳嗽不止。用補中益氣湯。加附子服十數帖而痊。

一人吐痰帶血。微熱不食。後加腹痛。痰稠臭不可聞。脉微數無力。用四君子加陳皮當歸乾薑各一錢。附子二錢。煎服愈。痰之本在腎。不有脾虛。痰從何來。

一婦因色慾過度。患咳嗽吐血。脉虛無力。喘滿不能行動。至春咳嗽愈甚。此腎之脾胃虛也。從後來者爲虛邪。濕熱在脾肺之中。不治必變中滿。宜保定肺氣。使母令子實。病自愈矣。用人參二錢。白芍一錢。乾薑微炒七分。肉桂甘草各五分。五味子三分。熱服。飲一口。少頃又進一口。使藥不至下行。服十數帖而愈。

一士人吐血不止。衆治罔効。曰此有血條如指大在咽膈間。故血吐不止。用四物倍丹皮肉桂用八錢。

水煎服下。即吐血條長尺許而愈。

一人咳嗽吐血。日有碗餘。衆治不効。用血導血歸法。而血止。以八物湯加炒黑乾薑五味子十數劑而咳嗽亦安。

腫脹九條

一婦吐血後。身悉浮腫。發熱。腹大不思飲食。似瘧便泄。諸藥不効。作脾虛陽陷於陰而不發越。用四君子湯加羌活防風當歸生薑三帖而愈。

一人大便燥結腹大腫脹小便赤澁口微渴用山茱萸山藥丹皮各七分澤瀉二錢茯苓八分熟地錢半車前子牛膝各一錢十帖而愈

一少年中氣不足已成中滿六脉沉細而數用人參黄芪米泔水炒五分炙甘草三分蒼术八分升柴各三分橘紅木香各五分有痰加半夏腹痛加吳茱萸半分小便不利加牛膝一錢腫加薏仁一錢腹痛合和中散漸愈

一婦四季發喘喜飲冷水遍體作脹胸中飽悶大便燥結二年後求治曰此非肺實乃肺虛也用四君子加半夏五味子芍藥杏仁乾薑麻黄枳殼一服而愈後復發亦治以前藥而安

一人病後腹脹大便燥結用八味地黄丸加當歸牛膝煎服而愈

一婦生二胎不育後身微腫飲食不思月月下紅水大小腹痛作脹用大補氣血兼行氣不効後用平

胃散。加朴硝枳殼當歸二服。下血塊一桶。後大補氣血。一月後。紅白血水間下不止。復用四君子三帖。及參苓白朮散而安。此是脾虛不能統也。然此本是血症。用藥不効。一用脾胃藥即愈。可見諸病斷不可忘脾胃。

一婦患中滿。服利小水消導之藥過多。其脹益甚。用人參一錢。蒼朮白朮各五分。茯苓一錢。陳皮五分。苡仁一錢。益智仁三分。吳茱萸一分。服愈。

一人腹脹滿服補中六君其脹减十之六七後悞服打積丸遂致飲食大减腫脹復甚脉細數時當木旺不可治遂以補中益氣湯加乾薑肉桂各五分附子七分吳萸一分薑水煎服漸愈

一人患單腹脹調治將愈後因惱怒復脹口乾身熱食减膻中近右痛按之則止用人參泡薑半夏各七分白术煎蒼术拌炒茯苓各一錢陳皮神麯各五分炙甘草肉桂各二分吳茱萸七釐姜水煎愈

噎膈　二條

一老人患膈氣。飲食不下。大便乾燥。六脉浮大而硬。用烏藥四分。小茴香炒一錢。研末。肉湯調下二錢。飲食即進。三服後。用烏藥三分。陳皮蘇梗杏仁各五分薏苡仁一錢半。煎服愈。

一中年婦人患梅核氣。用二陳湯。加川芎當歸山梔黃連枳實烏藥瓜蔞霜旋覆花香附桔梗。十數帖愈。

泄瀉　四條

一人脚膝常麻飲食多即泄瀉此脾虛濕熱下流也用補中益氣湯加防已黃栢而愈

一小兒痧後作瀉二三年體瘦腹大善食此久瀉傷腎腎不納氣肝木火起脾無正火不殺穀故作瀉瘦削成疳耳用紅麯丸加肉菓三錢服愈

一人作瀉或便膿血後重用温肺湯去五味子細辛加木香黃連當歸益肺與大腸爲表裏肺氣閉塞

不能下降温之開之俾下達也此邪在下焦因其勢而利導之

一婦人有孕常作瀉久瀉屬腎用白术四兩煮熟甘草一兩炙山藥二兩炒杜仲姜汁炒松花炒七錢米糊丸服愈

自汗 三條

一人病每夜頭汗至胸而還此陽不上升故也地氣上爲雲天氣下爲雨陽升一分則陰降一分陽升

於巔陰降於足陰汗不下達陽氣不上升故也宜補中益氣湯加木瓜黄栢

一人病痰涎壅盛汗出不止此脾虚不能攝痰而肺失所養切不可作痰治只補脾胃爲主用參术煨薑各二錢半夏一錢煎服愈

一少年汗出三年不愈用棉花子炒焦泡湯服四五日汗至脚腿能立以補中歸脾等湯調養而安

喘　一條

一人喘病服清氣化痰諸藥不效此中氣虛寒陽不上升而濁氣不下降故也用人參炒乾薑白朮炙草白芍各一錢五味五粒無汗加麻黃有汗加肉桂愈

大小便不通　一條

一婦厥陰腫痛上攻小腹肚痛作脹醫以爲實熱用大承氣下之小便不通以五苓散利大便亦閉知其病在厥陰眞陰寒之症也因用藥之過乃陰盛

陽虛所致。欲利小便，必先通其大便。遂以乾薑、肉桂各一錢，吴茰三分，升柴各五分，煎服，大便遂通。後以升麻五分，葛根、赤芍、乾薑、肉桂、梹榔、木通各一錢，吴茰三分，小便通而愈。

眼　一條

一人眼痛，大便難解，已服大黄半觔，眼微退，便漸溏，或閉，調理二月，舌口燥，内熱煩悶，腰如火燒，胸膈痛，一日一吐，諸藥不愈，發熱自汗，五月後復邀治曰此內傷不足症。再用寒凉必死矣。病者曰吾乃火也。又已後又求治。病勢已危。予言之。仍前病者始信。予曰須得人參三五觔可也。初用保元湯加附子乾薑肉桂白朮當歸四帖。微汗。將至五帖而身疏暢。至三十帖參觔半。大便順。身熱退而怕寒。後更加鹿茸。服參三觔。來年六月間仍不能去綿衣被。附子七八十。參桂薑鹿角膠各十觔。方全愈。

經水　二條

一婦素善怒。左脇下有塊。經行時先一二日且吐且下。此肝木乘脾。脾虛生痰。不生血。耳宜理脾爲主。用白朮二兩。半夏九錢。水煮入生薑七錢。共搗爛焙乾。入沉香末二錢。和白湯時時服之。愈。

一婦人經行作痛。作脹。行後又痛又脹。如是二年矣。大便燥。小腹微痛。微饋。肝脉弦滑。餘皆沉細而緩。弦乃脾土不足。滑乃脾濕不流也。用參苓白朮散。加松花木香以行其滯而漸愈。

産後　三條

一婦産後受濕遍身疼痛衆以風藥治之遂致臥床不起手足漸細此産後氣血虚而風藥愈損其氣故也治宜大補氣血用參芪各一錢半炙甘草肉桂各一錢當歸三錢防已五分煎服愈

一産婦遍身痛不得臥已經二月痰多食減衆治不效以參歸各一兩木香一錢爲末酒煎分爲九次服之而愈

一婦人產後。小腹以下至兩腿。痛不可忍。以繩緊縛兩脚於床。畧少愈。否則痛極。醫以十全理中俱不效。余詢其因。云孕五月以後。唯好食油煎臘肉。遂悟曰。臘肉味厚。胎一去而血絡遂閉。遂用理中湯分兩七錢重。加油煎臘肉四倍同煎。頓服愈。

附自製丸方

和中丸　治鼓脹神效。

乾薑四兩冬炒焦夏炒黑　一兩用人參一兩煎湯拌炒

一兩用青皮三錢煎湯拌炒　一兩用紫蘇五錢煎湯拌炒盡　一兩用陳皮五錢煎湯拌炒盡

肉桂二兩　一分用益智五錢煎湯拌炒盡　一分用澤瀉五錢同煮　一分用小茴香二錢同煮

一分用破故紙五錢同煮

吳茱萸二兩　一分用薏苡仁一兩煎湯炒　一分用塩一錢同浸炒

右爲末。紫蘇煎湯，打神麯糊爲丸，如梧桐子大。

每服因症輕重。隨症作湯送下。

紅麯丸

瀉痢日久。用此補脾健胃。

鍋巴一兩燒存性　紅麯三錢炒　松花三錢炒褐色

右爲末。入白糖霜和勻。服紅痢加麯。白瀉加松花。

蔻附丸

治元氣虚寒。及臟寒泄瀉。

肉荳蔻麵裹煨　白茯苓各二兩　木香一兩半

乾薑泡　附子煨各五錢

右爲末。姜汁糊爲丸。蓮心湯下。

通神散　治嘈雜胸中割痛。三服即愈。

白朮四两　黄連四錢　陳皮五錢

右爲末。神麯糊丸。臨卧津嚥三四十丸。

周慎齋先生三書卷之三終

三書

紀三

查了吾先生列傳

查第

查了吾諱萬合宛陵涇縣人也生嘉靖丙辰年幼習舉子業恬淡自尚不以青紫爲榮廿五歲師從姪孟常先生先生理學道長也又負經濟實學而世莫之知每尚論之餘寓良相之意於鍼砭之中因得鍼砭學廿八歲閲靈素喟然曰軒岐之道廣矣大矣讀之令生意勃然豈鍼砭所能悉哉乃因虚中復師周慎齋先生旦夕承訓盡得其奥旣會走陽羨寓萬園数

載交漸廣與周挹齋診曰此上貴脉也病無難若急求師傅可與小子友輝字充甫友耀字闇甫者共學時挹齋年十八後廷試會試皆第一夏晤新安友人陳貞乙陽羨謂之名醫其所不可治者了吾壽救之乃自悔曰吾之所習者殺人術耳求仁而害人曷名爲仁遂盡棄其學而師事之了吾固讓卒受其盟由是了吾之名益彰從事於門者益衆如周誠生吳愼衆姪友慥孫元甫許文豹薛理褒陳仲希等各得了

吾之一體貞乙獨受其全相與往來於陽羨嘉蘸金陵者三十餘年濟世之暇時闡發醫義討明性學其所得饋遺用供理學之會弗吝一日閒步而嘆曰吾老矣吾爲周師壽民矣微虛中何以至此當報之越明年攜其子國良字孩初者日夜教誨殷殷六七載於秘靡所不授至甲子冬一陽月長至日昧爽踞榻而歌曰大道無垠兮日欲西車馬相將兮子應歸岐扁張李不再世兮醫學廢彼生民疾痛兮孰依同孩

初曰何謂也。曰起。爾且偕貞乙及時廣槃。毋令人縻焉。沐浴設香案拜謝天地君親師畢向南坐。喚僮囑以日紅當報。謂諸友曰。若能以夙聞理學不貳者教我乎。衆具談。欣羡自若。僮曰日已紅矣。曰靜坐片時遂瞑目而逝。享年六十有九。孩初比弱冠。志不在行。已亦衰老。因念師所纂慎齋全書。惟充甫與吾有之。惜充甫遺之於北。余又燼之於兵。隨呼第而訓曰。汝最聰慧。可竟吾學。二師醫錄。當重輯之以繼其志。余曰。雅謹叙所由。就正四方。僉曰有是哉、醫學之大也。其軒岐之正派乎。余曰然、周愼齋從悟入者。醫中之聖也。仲景後一人焉。查了吾從學著者。醫中之王道也。東垣後一人焉。可使湮沒而不發之梨棗以爲萬世法乎。是爲傳。

高合先生

查了吾先生正陽篇選録 已見愼齋書者俱不録

晉陵陳嘉璴楙玉甫鑒定

內傷右脉弦緊。先用溫肺湯二三劑。肺氣旺。木邪散。而后可用補中益氣。

阿阿緩若春楊柳。書狀胃狀者也。六部俱如是象則俱有胃氣。

脉緊数者。緊爲表之陽虛。数爲裡之血虛。

細数者。細則無水。数則有火。

短数者。短則肺氣虛。兼之数。則火剋金矣

遲一至者。氣血俱虛。不能周流。

浮有沉無。陽氣將脫。

凡脉浮取不得。爲陰中之陽虛。沉取不得。爲陽中之陰虛。未至而至者爲實邪。當去不去者爲虛邪。

鼓脹病得洪大脉。是陰病見陽脉。爲易治。若得短濇脉。是陰病見陰脉。爲難治。陽氣大虛也。

按中氣之中。即老子多言数窮。不如守中之中。文始先生問何謂守中。老子曰、中者中宮也。在母腹中。臍帶與母臍蒂相連。臍注母氣。母呼亦呼。母吸亦吸。綿綿十月。氣足神備。脫蒂而生。臍間深入三寸。謂之中宮。即林子所謂臍帶一寸。而幾希性命。即落於我之真去處矣。既之而在於天地之間。既之而在於肉團之心。又既之而散於耳目口鼻四肢百骸者是也。亦曰黄庭。男子謂之氣海。女人謂之子宮。所謂中氣。即此中宮氣海中之元氣也。又曰腎間動氣。又曰陽氣。又曰先天一氣。又曰水中金。又曰眞火。又曰坎中之陽。又曰眞鉛。其實即此一氣。補中不過補此。益氣不過益此耳。

心肺爲陽。陽中有陰。故上行極而下。腎肝爲陰。陰中有陽。故下行極而上。中氣上升於肺而爲氣。從肺回下則化爲血。人身胃氣升降。而氣血自然生生不已

清陽上升。則變否而爲泰。上焦邪火自退。而陰自長。

此自然之理。

素目病而今愈者。陽氣達於目也。素咳嗽而今愈者。陽氣達於肺也。餘可類推。

內傷久病。必轉病而後陽氣活動。脉弦轉瘧方愈。脉緩轉痢方愈。肺脉不足轉傷風咳嗽方愈。寒熱似瘧。是少陽經陽氣通也。紅白似痢。是陽明經陽氣通也。傷風咳嗽。是太陽經陽氣通也。陽氣通則病自退。

陽氣下陷。陰火上升。熱傷元氣。肺氣不足。故胸滿而喘。若認作有餘之火。用桑白皮等瀉之。是益虛肺氣也。大法云。下之即死。此之謂也。

頭爲諸陽之首。病人頭重。陽虛不能撑持也。

上部有餘則瀉心。不足則補肺。中焦有餘則瀉脾。不足則補胃。下焦有餘則瀉腎。不足則補命門火。

一病兩尺脉沉微。脾胃脉弱。肺脉按至中沉澁不利。此火不能生土。寒在下焦。痰在上焦。必轉咳嗽。然

後陽氣生發。方爲好兆、
經云、陽病見陰脉者死。謂陽衰而邪盛也。陰病見陽脉者生、謂邪退而陽得復也。陽之重也如此
一人每夜頸項强硬。喉痛舌乾。吐痰。至天明諸病皆退。此陽虚不能上達也。蓋夕則元氣下潛於丹田。上焦陽不足。故陰火熾於上。而生諸疾。至旦陽升。從丹田上行於首。陽升陰降。故病退。治以補中氣爲主。

頭之上痛屬肝用川芎兩旁用柴胡屬膽也腦後屬少陰用細辛正額兩眉屬太陽陽明用白芷

一人十月間患似傷風症醫用發散藥又一人寒熱似瘧亦用發散藥俱亡此係冬時溫煖陽浮於表又爲暴寒所折陽氣不能收斂於下故或似瘧或似傷風又用發表至陽氣脫盡而死皆宜用溫肺湯開豁肺氣助陽下行而收斂庶不枉人性命

久病而忽夢遺是濕熱注於膀胱而泄火氣得以下

行猶爲佳兆若房勞則心之相火動真精一泄禍

將酒天矣

凡厥寒熱未明先與冷水一口試之若腹中痛者寒

也腹中爽快者熱也辨之易明

病人汗出臍胸而止者皆險症至腰以下稍可至足

方爲佳兆

內傷口苦舌乾非人參不能生津液

內傷大便不通月餘亦不欲去飲食至多而皆化者

以五藏六府悉皆燥火。水穀被火銷爍。直待久久。脾氣漸旺。邪火漸衰。始成糟粕。須至糟粕欲去而不能。可潤大腸以導之。

內傷病久。調理得法。陽氣活動。必至轉病而後愈。

外感酸則補肝。內傷酸則瀉肝。蓋酸苦湧泄爲陰。外感風寒。是爲有餘。泄去邪熱。肝血自和。所謂補也。內傷陽氣下陷爲不足。反用酸泄。豈不傷而又傷乎。

內傷陽氣下陷大便或燥或瀉燥愈於瀉也

凡六味地黄丸必脾胃燥者方可若濕者用之必水來侮土反加泄瀉矣

筋骨痛木妄行也木之旺金之衰治宜溫肺湯

一人頭痛溫肺湯加歸芃頭痛屬血虛歸得細辛上行頭目補血故也

今之明者知保脾矣然四君子之甘溫能守而不能走者也故或用二陳以燥濕或以木香破滯或以

砂仁醒脾或以神麯去舊生新補而兼之以行則補者方可成功若不明此而一於補脾則脾胃濕熱固結而不散或嘔吐瀉痢或胸膈飽悶其能免乎

眼黄由脾經濕熱黄乃土之色痰色黄者亦然

四肢倦怠由脾濕宜用蒼朮

用木香破滯氣苟無滯氣必損眞氣

吐用沉香取其沉重下行補命門火使腎納氣氣不

泛上吐自止矣
一婦痢善食食不消腹痛用理中湯反致火炎上嗳冷氣此腎水泛上中焦虚寒格陽於上也丹田無火火在胃脘故能食脾虚故食不消而痛理中固中焦之氣火不得歸原故反炎上腎水不能下降故嗳冷氣乃用熟地安定腎水不使上溢茯苓山藥補脾滲濕當歸潤陽明之燥小茴行下焦之滞沉香降火歸命門參草補中則水火歸原各安其

位無水上泛溢之患矣病痊

一人右腹脇硬一塊服溫藥則動火寒藥愈脹硬補藥則飽滿此皆腎不納氣也用茯苓山藥熟地小茴當歸人参沉香納腎氣而愈

凡咳嗽久不愈宜求腎納氣

吐血宜茯苓瀉心湯肺中發出火邪金不受尅病自易療若用寒涼降火脾土益虛遷延咳嗽遂成癆瘵喘脹泄瀉死者多矣

瘧疾以分觧爲主。柴苓湯對症之劑。痢疾以去濕爲主。胃苓湯對症之劑。久不愈。皆從脾胃調理方爲正治。

痢。脾家濕熱也。若裏急後重而身不熱。飲食如故。此眞痢也。爲脾有餘。先宜踈利。後用黄芪芍藥湯調理。若飲食少進。精神短少。四肢倦怠。此内傷似痢也。爲脾不足。宜補中升陽爲主。調中益氣湯主之。

凡治痢疾。腹痛後重。紅白俱無。唯大便不實而次數尚多者。宜參苓白术散補脾利濕。

凡痢疾一見表症。必先解表而後治痢。若表不解則邪將傳裡難愈。故發熱身疼。邪在太陽參蘇飲。寒熱往來。邪在少陽小柴胡爲主。身熱目痛鼻乾不眠。邪在陽明宜以葛根湯主之。必表邪解而後無傳變之患

先瀉而後痢者。脾傳腎。乃脾氣下流濕熱乘於腎也。

先痢而後瀉者。腎傳脾。乃腎不受邪。復返而之脾也。

先瀉而後痢者。黄芩芍藥湯。加四苓散。单痢止用前湯。蓋黄芩清大腸之熱。芍藥收陽氣而歛大腸。紅多加當歸。是濕熱入於小腸也。白多加蒼术。是濕熱入於大腸也。裡急後重加檳香。或承氣湯。行氣則後重自除。調血則便膿自愈。此是治痢要訣。

久痢身腫者。邪外發也。易治。痢久脹滿。邪內攻也。難治。

內傷痢疾。陽氣下陷。化為燥火。肛門腫痛。必得陽氣上升。而後邪熱可愈。補中益氣加藕杏。

一婦痢疾身熱。作真痢治。煩躁益甚。用附子一錢。白术乾薑炒黑如之。甘草五分。服下身涼。額上冷甚。痢遂止。夫身熱者。陽浮於上也。煩躁者。陰寒內甚格陽於外也。附子理中湯。回陽歸命門。而逐陰寒於外。所謂進陽火退陰邪也。故效。

痰暈作喘。不宜用白术。恐重滯而氣不下降也。

一婦人久病。氣從小腹起。直衝至喉嚨而還。每日痛上痛下不止。此中氣大虛。脾胃虧損。腎水侮土。泛濫橫行。不治之症。

甘州非一錢。不能到手指上。

有風中後不能睡者。或以爲氣血大虛。而不知邪在膽經也。少年人多睡。老人多不睡。盖肝胆相連。少年血足。肝葉茂盛。胆藏於肝之中。故能睡。老年血衰。肝葉枯縮。膽露於肝之外。故不睡。或曰。此責在心。神曰。心爲肝之子。子能令母實。從前來者爲實邪。心火盛。肝膽蘊畜實邪。所以不睡。又或曰。夜間不睡。有期而不爽。何故。曰肝爲將軍之官。胆爲決斷之官。故有期而不爽也。今之病瘧者亦然。亦邪在肝胆故也。其人大喜。遂製温膽湯以進。枳實破滯。竹茹清胆火。陳皮理氣。甘艸温中。半夏醒脾。乾姜温脾氣上升。散精於肝。滛氣於心。足以統血也。早用茯神遠志棗仁。收歛肝氣。不使外馳。獲効。

婦人治法。胎前勿補。胎後勿瀉。經前勿補。經後勿瀉。

此其大槩也。亦不可執定。

女人血崩。不宜過用血藥。有傷脾土。致成腫脹。血崩變爲白帶者。是不及生血而濁液隨下。血枯之症。非美兆也。叔和云、崩中日久爲白帶漏下。多時骨亦枯。

血崩多用醋炒荆芥。升陽且歛血。又方黄芪二兩杜仲一兩益智五錢蒲黄陳皮各二錢。九服。

此症有春夏則發。秋冬則止者。春夏陽氣上行下焦

無陽故崩秋冬收藏下焦有陽故止此陽虛之症

一胎九月不時上下此血熱胎不安也宜黃芩芍藥

產後前陰脫固中氣爲主宜用乾姜泄滯後陰脫補肺氣爲主肺與大腸爲表裏也

產後中氣大虛前陰已脫若大便数日不行是後陰猶固愼勿下之恐後陰又脫難治若作瀉四君加黃芪升之芍藥収之腹痛加乾姜痰嗽加半夏五味胸不寛加陳皮汗下皆所禁也

一產婦泄瀉胸前脹滿痛衆以為血虛宜四物加黃芪不知此係中氣大虛清陽在下則瀉濁陰在上則脹夫當歸血藥也脾惡濕脾虛作瀉溫性潤下味辛足以耗散中氣川芎上行頭目下行血海新產中氣未固難此擾散且地黃黃芪性皆凝滞用之則胸膈之氣不能活動當用理中湯大溫中氣中溫則清氣自升濁氣自降陽升則泄瀉可止陰降則胸脹自除加芍以歛津液使陽氣煦之而血

自長。果效。

一婦新產。用姜桂參艸胡索。初服甚快。至夜分。舌燥口乾。鼻中熱氣出。裡急後重。衆以爲痢。不知此胃氣温煖。邪火上散。夫肺與大腸相表裏。鼻爲肺竅。熱從而出。是熱氣上行而未結於大腸。雖裡急後重。知其必不成痢。用補中益氣湯。三劑而愈。

一婦中氣大虛。胸前結硬如石。痛不可當。此陽氣不足。陰火在上。若用清凉尅伐。則中氣愈虛矣。唯用附子理中湯。以補中。俟中氣生發。漸升冲開肺氣。則陰火自降。宜待變出傷風咳嗽。方得愈。蓋陰火在上。肺氣塡實。陽氣上達於肺。痰氣散動。有似傷風也。若止吐痰。陽氣僅達於胃。未至於肺。猶未全愈。

一人屢服地黄丸。有効。後或不効。白术紅棗。共搗丸。每服地黄丸。半襍白术丸。遂効。白术能實脾尅水。水能尅。則生機活潑矣。

三陰梅

題錄十三

慎柔五書 全 二

陳氏叢談

醫學粹精

貞

慎柔師小傳

石震瑞章

師毘陵人胡姓本儒家子生而敏慧稚年寄育僧舍長壽薙髮法名住想字慎柔性喜讀書凡一切宗乘以及儒家經史諸書無不究覽心血耗瘦得瘵疾幾不起時查了吾先生寓醫荆溪師往求治歲餘獲痊了吾先生涇縣人為太平周慎齋先生高座師頓悟沉靜了吾先生深器之欲授以已學師遜是執贄事先生十餘年先生懼其學識過已迺令往從慎齋先

生與薛理還偕游。理還亦毘陵人。予於己卯春曾識
荆於嘉禾。時年已逾七十。因出了吾生平所驗案及
禁方贈予。自此益盡窺了吾之學。愼齋先生名滿海
内。從游弟子日衆。師隨侍。每得其口授語。輒筆之。先
生初無著述。今有語録數種行世。多師所詮次也。師
自是歸里。治病輒應。履日盈户外。然性好施。雖日入
不下數金。而貧如昔。歲庚午。吴江宰熊魚山先生夫
人抱奇恙六七年矣。延師至。以六劑奏效。一時薦紳

士大夫咸服其神明。因往來吳會，閭里居之日少。歲壬申，予時習岐黄家十餘年，雅慕師，每相過從，談論輒達曙忘倦。師每慨生平所學嗣者寥寥，言之憮然。然竊謂師貌古神閒，當得永年。亡何丙子仲夏，忽示疾，以手札招予，授生平所著書，凡虛損一，癆瘵一，所劄記師訓一，治病歷例一，醫案一。又數日，竟脫然去。年六十五，距今又十年矣。予將以其書之於梓，因爲之傳。

胡慎柔先生五書要語

晉陵陳嘉璴樵　玉甫鑒定

師訓　查了吾之言慎柔述之

地黄丸爲腎家之主劑。蓋腎水枯則肝木不榮。木不榮則枯木生心火。故用熟地以滋腎。用澤瀉以去腎家之邪。則地黄成滋腎之功。腎所惡者土也。脾家有濕熱。則能尅腎水。故用山藥補脾。用茯苓以去脾家之濕。則山藥成補脾之功。木枯則耗水。以山茱萸斂火以潤肝。火熾亦能涸水。以牡丹皮瀉心火而補心。心足則火不妄越。且下降與腎交。而補腎之功愈成矣。此即難經東方實。西方虛。瀉南方。補北方之義。又素問元害承制之道也。

凡兩手俱數。大便燥者。八物湯。洪大有力。地黄湯。無力。大補湯。脾燥加山藥。脉弦加芍藥。右關浮無力。加丁香。沉無力。加乾姜。

內傷寸脉大於尺脉。此陽脉盛也。宜用保元湯加歸

芍引下則大脈去而陽氣亦內收矣此從陽引至陰分之法。保元湯人參一錢黃芪炙一錢五分甘艸炙一錢生二分煨姜三片棗一枚

內傷右尺弦弱不宜用寒涼以命門火虛故也。

若右關緩有力。緩則為濕又寸尺弱者。用補中湯加赤茯苡仁。盖補中補寸弱。赤茯苡仁行中焦濕。又能使中焦之氣下行。而尺脈自和。

右關緩無力用參苓白朮散加黃芪。以補上而益下。

凡在右以四君子湯加減。欲上用黃芪。欲下赤茯

苡仁在左以四物湯調理。若左寸洪有力加木通黄連赤茯苓之類。蓋木通瀉小腸火。小腸爲心之府。黄連瀉心。赤茯苓者赤入丙丁也。

左關浮用羌防。左關沉有力用山梔柴胡知柏之類。

左尺有力加知柏以瀉其有餘。蓋左有瀉而無補。右有補而無瀉。則命門火重矣。

凡內傷發熱口乾。乃下焦虛寒。火不歸元。陽氣在上故耳。須溫下焦。使陽氣下降。則口乾自愈。

凡內傷火在上水在下故發咳嗽而喘此皆滋陰降火所致也初用桂製白芍吳茱萸少許及甘草人參五味半夏破故紙杜仲一溫則火下行水上升如或作瀉則陽下行而胃中所積宿食水穀行動矣

凡虛損肺脉大氣喘下部脉弦細弱微此皆陽上越而不降內寒外熱上熱下寒之症用人參一錢桂製白芍一錢乾姜三分半夏一錢五味子十五粒

甘艸生炙各二分使温中内收陽氣降下

凡久病服寒涼尅伐過多以至三陽氣衰致痰凝氣滯以調元之劑治之陽氣一動則少陽先升少陽欲先出前有太陽後有陽明遏截不能伸少陽之氣至太陽太陽與之併則寒與陽明併則熱遂成寒熱瘧狀非眞瘧也其太陽氣達遂有傷風之狀鼻塞惡風寒之症作矣陽明氣達則有作瀉之症此時正當調脾補元分頭施治則諸舊症盡脫矣

凡服寒凉尅伐之過遂成血凝氣滯用温補之劑其瘀血决行脉氣漸和須預言將來或有凝血少許此乃通經氣壯而血行也

凡脉細数腎虚弦数肝虚短数肺虚此爲病重之脉有胃氣則生無胃氣則死

散数則爲心虚諸数之中尚有舒徐和緩之意者是云有胃氣也

凡虚損脉数十数至尚不細短按之有一條者可服

獨參湯一二兩然後調理

虛損大便燥者用杏仁枳殼橘梗則能去宿糞

凡脾脉細弦而澁則中氣虛寒宜温旦用温藥則火起須益智温之更用山藥以養脾則益智之温退居下焦補命門火則火生土遂成連珠之補而火不起矣

嘗診一人脉右關浮大乃陽氣浮上症當中寒果然肚腹作痛宜用建中湯收陽入内而中温矣

凡持齋人所食之物。皆滲淡。所食之油皆屬火。滲淡瀉陽。陽虛則火起。此東垣云。持齋之人多胃虛。

凡火病用補脾補命門之藥。皆燥劑。須用當歸身以潤肝。恐燥能起肝火故也。

一痰症。曾有人病癱。寸脈不起。脚冷。關脈沉濡。此陽氣爲痰所閉。宜升宜降宜開。用紫蘇陳皮半夏赤芍赤茯苓枳殼乾葛石菖蒲遠志人參之類。其病欲言而訥。但手指冷。此乃痰閉陽氣之病。後宜歸脾湯去棗仁圓眼黃芪。加石菖蒲遠志半夏一補一開一行。後用全料歸脾湯久自愈。

病人久虛。內有宿積舊痰。用參朮補之。久乃吐出臭痰。或綠色痰。當不治。蓋積之久。而脾胃虛極不運。故鬱臭耳。

一人常夢遺。診其脉。關中有動脉。如大豆圓。此痰凝中焦。幸夢遺免鼓脹。且寸尺俱不起。補中加茯苓半夏石菖蒲。亦一升一降之道也。

一人久悲鬱。先前五六月倦甚。尋得癡症。只以手空指人。問爲何。曰我欲言而不能也。診其脉。二尺微而不起。二關洪緩。此陽鬱而不能升。不能降也。用二陳湯。加人参以開痰助脾。益以升柴助陽。石菖蒲遠志赤茯苓。以利濕降痰降火。四劑即安。後服丸劑愈。

吐血症。初六脉皆洪數。須用茯苓補心湯。盖白茯苓能守五臟真氣。能泄腎中伏火。能瀉脾濕以健脾。

二三劑後。数脉漸退。尚洪。以地黄丸納氣。洪稍減。至弱。以四君子加減。補脾生肺。肺生水之義。如或見血。加牡丹。熟地。右關有火。加山藥。左關有火加山茱萸。左關左尺有火。加茯苓。澤瀉。熟地。

凡欲止吐血。須炒黑乾姜。五味子二物。以乾姜性溫。且血見黑即止。五味子酸收。能收逆氣。

一人頭面俱痛。服寒凉過多。其脾胃脉細澁。左尺亦澁。左寸關洪。此下焦寒。而火邪逆上之故也。用熄

活五分酒炒防風三分酒連一分酒芩三分白茯苓一錢人參二錢甘艸五分半夏一錢破故紙一錢枸杞子一錢二服脉即粗而不細而頭痛亦除

治梅核氣用四七湯加人參一錢乾姜三分細辛二分桂芍一錢半夏一錢皆下氣散痰温中升陽之劑非細辛之升陽上焦無陽則痰氣焉能得動

凡勞疰病須用金銀藤葉煎湯藥如肺虛加保元五味子心脾虛歸脾湯六脉俱有火而虛八珍脾肺

虛補中腎脉洪大地黄湯

凡病久嘔用補脾下氣之藥其中須用當歸錢許以潤其下枯盖氣在上久而不下下無津液故用潤之然脾胃虚而嘔者又忌當歸

五月火月六月濕月火旺則生濕二者相併肺金受尅則熱傷氣而痿倦之疾作矣故設清暑益氣之法黄芪助肺人參助元氣甘草瀉心火則元氣復而肺氣清濕熱盛而胃氣不清故加蒼朮濕熱在

中而飲食不化故加陳皮青皮以開胸膈加神曲
以助消飲食小便赤澁加澤瀉以去下焦之濕口
渴加乾葛以觧肌熱又能接胃家津液上潤胃家
濕熱盛則腎水受尅加黃栢以救腎水濕熱盛則
陽氣遏而身熱加升麻以升陽又走表以益陽而
門冬清心五味斂肺恐濕熱傷肺故耳
五苓散爲四五六月時令之藥盖濕熱盛則三焦氣
不清上咳中滿下瀉等症作矣猪苓清上焦茯苓

清中焦澤瀉清下焦恐濕盛而脾不化故用白术以健脾然陽氣不到則濕不去譬如日所不照之處地不易乾用官桂之辛升至表引表之陽氣入裹裹得陽氣而濕即行矣此方可升可降可吐欲吐先煎前散冷飲次服熱湯一碗即吐欲利小便溫飲欲發汗熱飲

時至秋初陽氣下墜因夏初之濕熱尚在胸中而有痞滿不寬之症須用金不換正氣散以去濕濕去

則金清。金清則降下之令復。譬如主人久不在家。家中爲汚穢所塞。須掃除汚穢。以俟主人回之意

截瘧方用白朮五錢。當歸三錢。陳皮二錢。雄丁香五枚。烏梅三枚。母丁香四枚。水一大碗。浸露一宿。五更去渣。取汁溫服。盖凡久瘧則內傷五藏。俱虛。內起火。發熱。火所畏者水也。以水浸藥。畧溫服之。則火見水而火退矣。火退則諸藥能成功。白朮補脾。當歸潤肝。陳皮消痰。丁香溫胃。烏梅斂肺潤下。其

病痊矣。露宿以收清陽之氣。五更服者。子一陽生。
至寅三陽足矣。

凡右關浮緩。此陽氣在上。中已虛寒。主肚疼之疾。秋來主有瘧痢。蓋內已虛寒。受邪已深。至秋陽氣下降入腹。而正氣已旺。宿邪不能容。故發此二疾。邪輕則瘧。重則痢。正旺而邪退故也。

瘧疾二尺細。此下焦寒也。斂下則瘧可以去矣。不然亦成脹。

凡豁大脉久病按下尚有渾渾一條此陰陽未離猶可治之若下無一條開在兩邊此陰陽已離決不可治此脉常主作瀉蓋豁大陽虛不能固下而陰與陽不相合故下不禁而作瀉也

凡久病人脉大小洪細沉浮弦滑或寸浮尺沉或尺浮寸沉但有病脉反屬可治如久病浮中沉俱和緩體倦者決死且看其面色光潤此精神皆發於面決難療矣

凡肝脉細。餘俱和緩。周慎齋用補中湯加枸杞即愈。以枸杞補肝故也。

凡寸脉大、陽邪勝。則病者亂而言神。陰脉勝。則病者亂而言鬼。

病重藥宜輕。宜少。只以固中劑三四味漸漸取效。

大抵吐極難醫。瀉極難醫。

凡久病左尺浮大。宜補肺氣。須保元加白芍白茯苓之類。蓋金能生水之義。

大抵病在上。宜求之下。在下宜求之上。

凡用藥有用味留氣者。須熱飲爲妙。倘有畏服熱藥者。以水洒藥面上。即氣收在內。是留氣也。

凡四時之令。皆有寒熱溫涼。有及時來者。謂之正令。譬如春宜溫而反寒。謂之不及。春宜溫而先熱。謂之太過。宜溫而寒。用香薷散解之。如當春得正令。夏初反復嘹峭。其春初之令未除也。猶宜香薷飲解之。倘春遇極溫。即爲太過。則口渴舌燥之症見矣。第發熱而不惡寒者。謂之温病。此温令之過。治有温病條說具。四時各有時令之病。各有時令之藥。咸以此類推之。

若夏時四五六月。正當夏令而寒。凜凜猶春初之意。香薷猶不免耳。若當時小便赤口渴等症見。此時令症也。宜五苓清暑益氣十味香薷飲之類治之。若當時不熱。至秋七八月天氣暑熱。人患前症。仍以前湯治之。是治其不及之症。而調其不及之候也。

譬如春天正令。三月温和。偶或風寒大作。即有感冒傷風寒之症。若五六月正令大熱。偶或大雨遍地。塵熱之氣。爲寒、雨逼入人家。即爲受暑之症。宜清暑益氣湯解之。

凡診老人及病人。六脉俱和緩而浮。二三年間當有大病或死。何也、脉浮則無根。廼陽氣發外而内盡陰火也。用保元或建中服之。則陽氣收於内。即反

見虛脉或弦或濇此眞脉也宜照脉用保元助脾之劑脉氣待和病亦尋愈壽有不可知者

大凡內傷症下俱虛寒

凡病肺脉浮大即喘用溫脾斂肺之藥斂不下則成脹既斂下肺脉復大則成瘧若遍身發瘡浮大無妨矣右關浮大則肚疼建中斂之則已斂不下則成痢皆內傷之症

醫勞歷例第二

嘗治虛損。脉緩五六至。但咳嗽發熱。無惡寒。喉痛喉梗等症。以爲可治。服保元四君之類十餘劑。咳嗽畧可。熱亦微退。至二十劑外。咳嗽反甚。熱又如故。而身反不能轉側。兩足漸無力。至不能行而足倦。此何也。緣下焦腎氣衰憊。而百骸間無津液涵濡。且陽氣不能四達。脾肺之氣不能下輸。故足無力而倦。雖藥有効。病雖暫減。終不治也。

嘗治虛損。六脉俱数。有神而和緩。雖数十餘至不妨。

可治。初用四君加黃芪五味子十數劑後。數脉漸減。仍帶和緩意。可治之。若退出細如絲。尚數。決不可治。又有退出如絲而不數。此猶有胃氣。無肚疼作瀉而飲食如常。亦可保元參术調理二三年愈。然所云服藥後。數脉漸減和緩有神爲可治者。亦須三月見功。年半方全愈。又須看年力之衰壯及精神脾胃之强弱也。若服藥後。脉雖和緩而腿足漸無力。如前所述。且痰嗽不止。脉雖緩。治之無益。

焉。然或如前症足雖無力。而熱已退。嗽減。飲食如平人。此脾氣尚强。猶可遷延歲月。又有如前症。六脉俱和緩。服前劑熱退。而脉漸弦。反作瀉下血。此平時經絡留血。爲火熱煎熬而成者也。下半月。或十日五日自愈。下血時。能飲食不死。不能飲食。精稍倦怠。死可立待。其用藥健脾保元氣爲主。腹痛脉弦。理中湯。惡心飲食少。六君子湯。無此二症。用四君保元治之。盖下血者。邪氣從下竅而出也。又有變作傷風狀者。邪氣從上竅而出也。宜溫肺助脾之藥。亦得半月而愈。又有六脈俱和緩。数八九至。服前劑。先右三脈退去。二三至。左脈尚数不退。是右表先退。左裏表未退也。至数脈盡退。病將痊愈。左脈猶比右脈多一至。足見表退而裏未和耳。難知云、傷寒以左爲表。右爲裏。雜病以右爲表。左爲裏。信然。

慎齋師嘗云、凡病求汗不出者不治。虛損六脈俱数。

服滋陰降火之品。不及四五十劑者。猶可治之。如服過数十劑。及百劑者。眞元耗盡。雖脉大洪緩中巳無神。因用補劑。即退去洪緩。變爲細數。即漸瘦困不起而斃矣。戴人年少。不妄服藥。易治。正此謂也。又或服寒涼。未多用保元。四君加生姜一二錢一二十劑。求汗不出。而洪緩之脉不退。亦爲難救。或雖無汗而洪脉漸減。病亦漸去。且能飲食。此無妨矣。如此脉。大抵秋冬易治。春夏難療也。

凡虛損三四月脈雖数尚和緩六七至若逢春夏火令津液枯槁腎水正行死絶之鄉肺絶脾燥無有不死者若秋冬火令已退金水正旺脈雖数可治也然使病者骨立喉啞喉痛寒熱脈細数肚疼作瀉亦不治如前症欲求治初用補劑病當反重何也病已延至三四月服藥已多其不效者必過用寒涼病者五藏愈虛邪火愈熾初用補劑或数帖或一二十帖反覺頭眩惡心骨疼脚酸神氣昏懶

不思飲食。倘脉不細數而帶和緩。急用保元四君。大劑連服之。使安寢半日或一日。睡覺即精神頓爽。再一劑再寢飲食漸增則可治矣。倘脉細如絲。肚飽昏憒。即屬難治。

凡虛損病久。脉雖和緩。未可決其必療。蓋久病之人。元氣虛弱。脉氣和緩者。假氣也。過七八月間。服補劑病得漸減。此生機也。或延至十一月。一陽初動。陽氣漸升。內氣空虛。無以助升發之機。則變增寒。

壯熱。服補劑十餘帖。寒熱漸退。猶可延挨調理。至二三月不變。得生矣。否則不治。緣春夏木旺。脾肺久病氣衰。不能敵時令矣。

嘗醫新病。或痢或雜病。初時有邪。脉浮數。用按病藥數劑。數脉即退。病亦向安。再數劑即倦。脉反覺浮數。此時不可謂尚有邪也。蓋邪退而神氣初轉。故浮。只宜保元湯養元氣。浮數之脉得微汗而退。此廼陽氣升。元神足。而邪自退之法也。倘不識此。仍以祛邪之藥治之。精神日損。肌肉日消。久之變爲虛勞矣。

凡病遇時節。則變換不定。或又加者。盖遇時節。則天地之氣。或升或降。而人身之氣。亦應之。病者精氣尚沖。猶能與時令相應。若元氣久虛之人。無以助升降之氣。上升則頭眩嘔噦。下降則足熱身寒。反爲氣候所牵。而身不能爲之主矣。

脾胃病。十分虛。死於初春。亦有望春而死者。八分虛。

死於孟春。五六分。死於仲春。及醫之不得其當者。雖原無死道。而業已醫壞。至季春不能挨矣。清明前後二三日。尤爲不爽。

肺腎病起於春。十分虛。死於初夏。亦有望夏而死者。八分虛。死於仲夏。六分虛。死於季夏。

凡久病服藥後。六脉俱和。偶一日診之。或細或數。或虛弱。或變怪異常。即當細問起居之故。或有一晚不睡而變者。或因勞碌惱怒。或感冒風寒。各隨其感而治之。治之而脉終不和。此爲難治。一號不瘥。或勞傷者。則用補中助元。傷飲食則用鹽湯探吐。後以二陳加减消食之藥佐之。若房勞者。脉雖變而病不加變。猶可以平日調補之劑治之。倘病與脉俱變。調之不和。決難救矣。秋冬倘可冀倖。春夏萬不可爲。若傷暑者。宜少撤帷閉。以治暑法治之。若冒風寒。以溫肺加風寒藥散之。一二劑即和乃可。若不轉。亦在不治。大都易於秋冬。而難於春夏。

亦觀人脾胃元氣。而消息之。不可輕忽。妄許人以易治。

嘗治一産後婦人。素有勞症。一年前以八物湯愈。然連連綿綿。未爲全去。次年得産。正癸亥。屬戊癸化火之年。天氣炎甚。時醫雖用人參。仍以山查能解參毒間之。致寒熱作瀉。予診之。脉数九至。尚不短。用保元加乾姜熟附一分。四劑。数脉退减。再清晨診之。按下浮緩。但去着骨。指下細弦如絲。数脉如故予曰、不可爲矣。彼懇求不已。用桂製白芍五分。炙艸五分。参芪各五分。作建中湯之意。服四八劑。数脉退。幾六至。又四劑。幾五至。彼以爲愈矣。遂止藥。至四五六月後。脉轉弦細而殁。此案有裨前論。故附之。

虛損第三

石瑞章曰、虛勞兩字。世皆儱侗言之。不知症有不同。治有相反。予幼年初聞慎柔之教。輒云損病自上而下。勞病自下而上。損病傳至脾至腎者不治。勞病傳至脾至肺者不治。以勞法治損。多轉泄瀉。以損法治勞。必成喘促。於此之涇渭不明。而懵焉以怯病該之。其能免於南轅北轍之相左乎。丹溪立相火之旨。唯以四物滋陰。陰陽之義。久爲晦塞。內經益火壯水。分別之理。豈好爲多事哉。嘉隆間。薛立齋先生出。而醫學於丹溪。方得一變。慎齋先生再出。而醫學始得再變。至我慎柔。乃爲集先聖賢之法。及授受之源流。以虛損勞瘵截然分爲兩門。而金匱一家始煌然再添一炬矣。又近代原氣論一書。以先後天分陰陽。即以先後天立治法。余竊謂、先天固有損者。非後天損之。無以致病。後天既損之矣。而先天又何能無損。治先天者。治後天耳。豈能捨後天而治先天。愈立愈奧。總原作者非真是生平得手。說玄說奧。何益也。簡而倫。明而確。其在此編乎。

脉法

脉經曰脉來軟者爲虛。緩者爲虛。微者爲虛。弱者爲虛。弦者爲虛。細而微者血氣俱虛。小者血氣俱少。

仲景要畧曰、脉芤者爲血虛。沉小遲者脫氣。又曰血虛脉大如葱管。又曰脉大而芤者脫血。

愼齋先生云、浮大脉見於右尺。爲假火。假火按內傷施治。

凡損病脉數。爲胃氣不足。若轉緩弱。爲胃家生發之

兆矣左尺微細不起或浮大調治非二三年不愈
緊数之脉表裏俱虛緊爲寒傷衛数爲血不足
脉緊則肺氣不足不能衛皮毛而畏風寒脉数則陰
虛火動脉緊有胃氣脉数無胃氣
內傷作瀉而肺脉豁大者難治
病久脉弦者轉瘧方愈脉緩者轉痢方愈盖久病得
氣血活動故轉病也脉数不得汗即生腫毒方愈
兩尺無脉是濁陰在上痰凝氣閉肺不下降金不能

生水而成痰厥。經曰：上部有脉，下部無脉，其人當吐，吐則濁痰湧出，上部疏通，肺氣下降，於腎少陰上升於巔，而有生發之機矣。

寸口脉微，尺脉緊，其人虛損多汗，此陽弱也。衛氣弱名曰惵，榮氣弱名曰卑，惵卑相搏名曰損。

脉見短数，則無胃氣；細数、緊数，俱非吉兆。

洪大按之下者，虛損之脉。

虛損肺脉豁大者，須防作瀉。

江篁南云、得之好内者、其脉芤而駛、真陰損、熱内生也。緩而弱者、重傷於苦寒劑也。

汪石山云、凡見数脉難治、病久脉数、猶非所宜。脉或浮濇而駛、或沉弱而緩者、脉之不常、虚之故也。

虚損轉潮熱泄瀉、脉短数者、不治。

損脉致病次序

扁鵲曰、損脉之爲病若何。一損損於皮毛、皮聚而毛落。二損損於血脉、血虚不能榮於藏府。三損損於肌肉肌肉消瘦飲食不能爲肌膚四損損於筋筋緩不能自收持五損損於骨骨痿不能起於床反此者至脉爲病也從上下者骨痿不能起於床者死從下上者皮聚而毛落者死

扁鵲曰治損之法若何損其肺者益其氣損其心者調其榮衛損其脾者調其飲食適其寒温損其肝者緩其中損其腎者益其精氣

五臟逆傳致脉病訣

汪石山云余治一人年二十餘病咳嗽嘔血盜汗或腸鳴作泄午後發熱診其脉細数無倫次語之曰難經云七傳者逆經傳也初因腎水涸竭是腎病矣腎邪傳之於心故發熱而夜重心邪傳之於肺故咳嗽而汗泄肺邪傳之於肝故脇痛而氣壅肝邪傳之於脾故腸鳴而作泄脾邪復傳之於腎而腎不能再受邪矣今病兼此数者死不出旬日之外果期而歿所云邪者因自病之極不能自安而

侵淩於上也。

虛損欬証

經曰、肉脫熱甚者。欬嗽而加汗者。欬嗽而下泄上喘者。欬嗽而左不得眠者。肝脹。嗽而右不得眠者。肺脹。俱爲欬証。

寒熱論

汪石山論寒熱互發者。蓋氣少不能運行而滯於血分。故發熱。血少不能流利而滯於氣分。故發寒。仲景云、陽入於陰則熱。陰入於陽則寒。是也。寒則戰慄鼓頷者。陰邪入於陽分也。熱則咳痰不已者。陽邪入於陰分也。此則陰陽兩虛。故相交併而然也。

慎齋云、傷寒、寒熱往來。係邪在半表半裏。內傷寒熱。係血氣兩虛。血氣虛。則發熱。

凡肌表發熱。皆邪陽勝。正陽虛也。用黃芪附子。所以助陽。盖陽氣既虛。黃芪性緩。不能到表。須得附子雄壯之氣。引芪走於表。助之成功也。

虛損致病之繇

褚先生精血篇云、男子精未通而御女以通其精。則五體有不滿之處。異日有難狀之疾。陰已痿而思色以降其。精則精不出而内敗。小便道澁而爲淋。精已耗而後竭之。則大小便道牽通。愈疼則愈欲小便。愈便則愈疼。又云、女人天癸既至。踰十年無男子合則不調。未踰十年思男子合。亦不調。不調則舊血不出。新血誤行。或漬而入骨。或變而爲瘇。

或雖合而難子合男子多則瘵血虛人乳産衆則血枯殺人觀其精血思過半矣

立齋先生云夫月水之爲物迺手太陽手少陰二經主之此二經相爲表裏上爲乳汁下爲月水爲經絡之餘氣苟外無六淫所侵內無七情所傷脾胃之氣壯則衝任之氣盛故月水適時而至然有面色痿黃四肢消損發熱口乾月水過期且少迺陰血不足非有餘瘀閉之症宜以滋氣血之劑徐培

之使經氣盛。水自依時而下。

又云、凡放出宮人及少年孀婦。年踰三十。兩胯作痛。而膚不腫。色不變。或大小便作痛如淋。登厠猶痛。此瘀血漬入墜道爲患。乃男女失合之症也、

亢則害承乃制論

愼齋先生云、在上益下謂之濟。以下犯上謂之亢。水火濟制。則無病而多壽。譬若火生亢。拒則金氣受傷。而金之子爲水。水能尅火。子報母讐。而火反受

其制矣。蓋造化之常。生則必尅。尅則必生。不能以無亢。亦不能以無制焉耳。故又曰制則生化。所以有病久自愈者。亦亢而制。制生復也。苟亢而不能自制。則湯液鍼石導引之法。以爲之助。譬如水固能制火。而腎水本涸之人。豈能以涓滴救其燎原哉。明乎此理。而補瀉運用之妙。自超越於尋常之外矣。

又云。人之一身。生死係乎脾胃。凡傷寒雜病。一七後只當於脾胃求之始免殺人之咎東垣云補腎不若補脾此之謂也然調理脾胃之法須明五行化氣制尅之理譬如木乃水生獨水不能生木水爲木之母尅水者土則土爲木之父水土相兼則少陽木生此河洛生成之義也若脾土衰耗之人金失所養水枯火熾木且成灰矣

凡補瀉法瀉其有餘因不足者瀉之補其不足因有餘者補之譬如木盛因於肺虧當瀉南方以制肝

使火無相剋則肺自清金衰因於火盛火盛則水
虧當補脾以養金則水自生長盖土常不足最無
有餘氣血貴於中和偏勝者乃邪傷也瀉其有餘
是瀉邪也補其不足是補正也氣有餘者非氣也
火也初因氣不足漸化爲火燒爍眞陰爲害滋大
人之一身以血爲主血以氣爲先當補血中之氣
四物加肉桂補氣中之血保元湯加減治病不可
忘血亦不可忘氣忘血則四肢不能用忘氣則體

無晉攝平和之藥。氣血疏暢。宜多不宜少。寒熱之藥。不過却病。宜少不宜多。多則大傷脾胃。虛中有實。正虛生實。邪實中有虛實。邪損虛至實。以瀉爲補。虛以補爲瀉。言不能盡。學者研究之可也。東垣脾胃論。盛衰用藥禁論。豈可不熟讀乎。

虛損誤藥之辨

凡得勞心嗜慾。七情飲食。縱酒饑飽過度。此內傷也。初不自覺。久則成患。以致身熱頭痛。惡寒。或因微熱脫換衣服湊理不密易感風寒症類傷寒實非傷寒醫不明此驟用麻黃紫蘇荊芥大發其汗熱未退仍以寒涼瀉火之劑下陷清氣濁氣轉升故食下腹滿又大下之故中愈不足以致汗多亡陽下多亡陰陰陽耗散死不旋踵實醫殺之耳

傷寒發表汗透而愈內傷寒熱間作不齊發熱而微汗至頸或臍而還口不知味似瘧非瘧或兼泄瀉醫與諸傷寒藥不愈如是者名曰內傷雜病多端

汗而又熱熱而又汗亦頭痛發熱或自語煩燥不思飲食遍身骨痛者用補中益氣加羌活或泄瀉而熱不退此陽虛也補中加附子頭痛甚加蔓荊子川芎或無汗而熱不退亦補中或咳嗽痰中帶紅亦補中此病裏虛不足反用汗下清利死可待矣內傷病中有泄瀉嘔吐腹脹疼痛咳嗽清涕四君加和中散無有不効

元氣藏於腎中靜則爲水動則化而爲火腎者肝之

母也。元氣足則肝子足以承乎心。心爲主，神明出焉。元氣不足，心神失養，相火抗拒，脾土受虧，金衰木旺，諸藏皆病矣。唯胃氣不絕，用藥力以培之，庶可幾幸萬一。生脉散、用參芪或保元之類是也。但見潮熱，宜補中；火熾，宜發，用升陽散火湯；虛而不瀉，宜血分中補氣，保元加滋陰；若瀉，發困熱，宜氣分中補血，保元、四君加芍藥；瀉則加炒松花。如自汗，乃陽氣虛，加附子。內似火爍，胸中嘈痛，白朮一錢黃連一分陳皮二分神曲爲丸細小臨卧時嚼碎津嚥下三十丸三日愈則止久瀉傷腎用保元兼四神丸或腹脹和中散併補中脉見平和而病不愈乃藥力未至不可改換倘不愈又脉見細数緊數皆邪脉變異更兼嘔吐不祥之兆也又口失滋味不思飲食不可誤作胃絶是内有虚火當滋生元氣不可以燥劑助火蓋總以脾胃爲主脾胃四季皆援常自不足傷寒言陽明有餘因火邪鬱

於胃中故瀉胃中之火耳
虛損發於內傷証與外感相似外感頭疼發熱惡寒其脉浮緊有力宜汗解而愈從表入裏脉洪大大便燥宜和解通利之內傷亦頭痛發熱惡寒其脉緊数無力宜補中加兔防元氣一足邪氣自散兔活傾入太陽經而出前症俱退矣不效再一劑自然見汗乃愈庸醫不知此理仍用發表汗至頸而還一旦發似瘧作瘧治之又似痢作痢治之更加

發熱庸醫無措手處矣傷寒脉洪大有力内傷脉大似洪而無力亦大便結燥仍用清凉汗下解散之法大傷脾胃則肺已虧矣咳嗽吐痰或吐紅痰又作陰虚火動治之脾土一損雜病多端潮熱似痢似瘧且脾虚不能統血而吐血之症成矣若因火盛脾陰不足血枯之症亦不可用滋陰劑當用救陰之法陰從陽生陽從陰長之義人参白术蓮子五味甘艸白茯之類是也惡心加乾姜不思飲

食加砂仁。胸中氣滯加陳皮。泄瀉去陳皮。汗多加白术黃芪。惡寒加肉桂。吐紅去肉桂。若泄瀉而諸藥不愈。胃虛難受藥者。陳臘肉骨灰陳米鍋焦共三分。炒松花一分。米糊丸。人参有輕重虛實用之。煎湯送下六七十丸。此法活人多矣。

虛損秘訣

虛損之起。或久遇勞碌。損傷元氣。遂發熱漸至咳嗽。或傷風失治。或治之不當。亦成此症。或傷寒汗下失宜久之遂成寒熱之症或饑餓傷脾飽食傷胃治之不當亦成此症大凡百病後發熱不止者亦皆成此症是皆陽氣虛弱倒入於內便化爲火而發熱也須用保元或四君加黄芪再加乾葛以開肌紫蘇以開皮毛病未多日者服十五六劑則自然汗來譬如夏天鬱蒸一二日或三四日遂大雨方涼陰陽和而後雨澤降也又如秋冬陽氣降入地中則井水温煖至春夏陽升則天地和煖萬物

化生。井中水冷徹骨矣。何內熱之有。損病初發十數日間未經寒涼藥。可用火鬱湯、升陽散火湯及補中益氣湯。若久之則火鬱湯不宜用矣。保元四君繼之。此爲第二關。蓋元氣已虛。只助陽氣。不宜散火。誤以當歸地黃補血。并黃柏知母苦寒有形重味。反傷無形陽氣。陽氣愈弱愈不升發。陽絕則陰亦隨之而絕。損病之死。職此故耳。

損病六脈俱數。聲啞。口中生瘡。晝夜發熱無間。經云数則脾氣虛此眞陰虛也此第三闗矣則前四君子保元湯劑投之皆不應須用四君加黄芪山藥蓮肉白芍五味子麦門冬煎去頭煎不用止服第二煎第三煎此爲養脾陰秘法也服十餘日發熱漸退口瘡漸好方用丸劑如參苓白朮散亦去頭煎曬乾爲末陳米鍋焦打糊爲丸如菉荳大每日服二錢或上午一錢百沸湯下盖煮去頭煎則燥氣盡遂成甘淡之味淡養胃氣微甘養脾陰師師

相授之語毋輕忽焉。

損病湯藥加減法

有汗用黃芪蜜炙。無汗煨用。胃虛米泔水炒用。表畏寒酒炒。嘈雜乳汁製。表虛黃芪多。瀉火生甘艸。熱盛芪艸多。無汗加乾葛防風升麻柴胡。久病熱不退。去表藥。只用保元。血虛加當歸。脾虛加白朮。渴加麥門五味。虛煩亦加。不寐加酸棗仁。頭痛宜補中益氣加川芎蔓荊。小水不利加牛膝茯苓。心神不

五書

安加茯苓遠志酸棗仁。退火多用參芪。虛而動火少加炒黃柏。小便不通或赤或白。用黃柏知母酒浸炒各一兩。肉桂一錢。爲末。滚水爲丸。空心服百丸。小便下異物爲驗。腰痛。姜汁炒杜仲。惡寒加官桂。惡心加乾姜。自汗虛寒。加附子。内傷發熱不退。莫如補中益氣加附子。芪草倍之。甘温除大熱故也。腹脹恐成中滿。補中加附子姜桂吴萸青皮麦芽神麯枳殼之類。隨手用之。虛浮加羗活防風茯

苓風能勝濕故也去病之藥不可多服恐泄真氣
人無氣不生氣常有餘血常不足前藥皆補血中
之氣血無氣不行須用保元獨陰不生獨陽不長
保元者保血之元氣耳
人稟天地之氣猶恐陽陷於陰分常使胃氣有春夏
之令故宜大升大舉使清陽發腠理濁陰走五臟
是也蓋人以血爲主胃迺生血之源若元氣不足
陷於陰分則遍身化爲虛火變異無常人死莫知

其故何也人天庭屬陽下體屬陰天庭一倒其死即速者上陽不生而陰氣絕也故天之陽氣上升即地之陰氣不絕人之陽氣升舉即血之陽布於四肢何病之有倘陽一不升則氣凝滯諸病生焉聖人固不過升降浮沉之法耳

虛損諸病久之皆屬脾虛脾虛則肺先受之肺病不能管攝一身脾病則四肢不能爲用謹養脾氣惟以保元氣爲主或前從瘧痢吐瀉變症總從脾胃

治則保元兼温肺勿用血藥蓋縱有雜症火起不必去火有痰不必治痰宜参苓白术散加減腹痛加乾姜腰痛益智吳茱萸少許中腹疼痛亦宜胃不思食加砂仁木香噯氣神麯腹脹和中散加六君子久病以温補爲主病急則緩治攻則散離書曰大毒治病十去一二中毒治病十去其五無毒治病十去八九

慎齋先生内傷治法凡邪火逆行上乘脾位用吳茱

萸炒黄連者。以黄連瀉火歸於其位。所以木沉則火降也。

凡内傷清氣下陷。陰火在上者。若用寒藥。則陽愈陷。火愈熾。火熱發出。虚者受之。或目痛。或耳聾。或齒痛。從其虚而攻之也。

東垣升陽散火湯。火鬱湯。東垣云。陰覆其陽。火不能伸。宜汗之。經云。體若燔炭。汗出而散者是也。升陽散火湯：甘艸生二錢炙八三錢　防風二錢半　柴胡八錢　升麻　葛根　白芍　羌活　獨活　人參各五錢　每服五錢　火

鬱湯升麻葛根防風柴胡根炙艸白芍每服五錢
葱三寸
脉弦而数者。此陰氣也。風藥升陽以發火鬱。則脉数
峻退矣。凡治此證脉数者。當用黄柏少加黄連川
柴胡蒼术黄芪甘艸。更加升麻。得汗則脉必下遲。
火鬱則達之也。
慎柔云。此二湯宜於初發熱之時。未服藥之前。元氣
未傷。服之若神。若巳經服過寒涼。巳傷元氣。火氣
亦餒者。服此反禍於人。無益也。盖虚損初時可以

發之故勞證內二方不與焉。

癆瘵第四

癆瘵脉酉戌時洪盛。寅卯時細弱者。陽氣虛陥也。忌服苦寒。損其陽氣。當以助陽之劑。復其寅卯之位。微加瀉陰火而已。

若服寒凉證雖大減。脉反加數者。陽鬱也。宜升宜補。大忌寒凉。服之必死。

右脉大。用保元湯。左脉大。用六味湯。不減。若燥者以

瓜蔞生甘艸散潤之
久病咳嗽氣喘若脉洪数不可即用補藥如服之虚
火一退多令人瘦倦不起須先用獨參湯以接其
氣数日後数脉漸退方與調理爲是

總論

夫癆者勞也非一端可盡或苦心竭其心脾之神志
或酒色竭其肝腎之眞陰或久痢久瘧傷寒傷暑
諸症治之不當損其氣血傷其脾胃五藏乾枯燥

而火起以致發熱則金受剋大腸先結燥而水之
源先涸矣宜見症見脉用藥果當無不愈者若初
熱未甚繼以治法之非久之即成蒸病蒸者如甑
之蒸熱之極也然使初病元氣尙强脉氣尙旺照
古方用五蒸湯加减二十三蒸之法亦無不騐治
蒸法服之病稍退又當察症清心叅用癆病治方
不可造次蒸病或十日半月熱極致骨中血凝便
化爲虫張仲景立袪血之法不使凝血化虫䖟虫

九百勞九是也倘治之不得其序不能祛血血化爲虫是時病人脉氣尚冲精神尚旺猶可救也如聲啞喉痛寒熱大作脉細而数不思飲食精神視聽俱不能支皆屬不治又有火鬱痰凝氣滯咳嗽發熱氣喘葛先生保和湯保眞湯次序用之火散痰開熱退總歸八珍湯調理又有吐紅咳嗽脉雖数有神不至於蒸蒸作虫者脉洪脉数虛虛寔寔通變在乎心靈矣五蒸湯人參黃芩知母地黃葛根煅石羔粳米麥冬甘艸浮小

麦

骨蒸繇氣虛不能化血。血乾則火自沸騰。內如針刺。骨熱煩疼。或五心俱熱。或兩肋如火。或子午相應。或晝微惡寒。而夜反大熱。雖腎經所主。傳變不常。蒸上則見咳喘痰血唇焦舌黑耳鳴目眩等症。蒸下則見夢遺淋濁泄瀉腰疼腳疼等症。蒸中則見腹脹脇痛四肢倦怠等症。

不問陰病陽病。日久皆能傳變男子自腎傳心肺肝

一脾○女子自心傳肺肝脾腎○五藏復傳六府而死矣○有始終只傳一經者○有專着心腎而不傳者○大要以脉爲證驗○

凡氣血勞倦不運○則凝滯疏漏○邪氣得以相承○又飲食勞倦所傷○則上焦不行○下脘不通○熱蒸胸中而內熱生矣○凡頸上有核○腸中有塊○或當臍氷冷或無力言動○皆痰涎結聚氣血凝滯之所致○故以開闔啟胃爲先○蓋闔脉閉則氣血乾竭○胃氣弱則藥

無蘇行。但陽虚不可偏用辛香丁附之類。陰寒不可用苦寒。古方有開闗定胃散。今亦難用。竊其意推之。

虫爲氣血凝滯瘀血化成。但平補氣血爲主。加以烏梅青蒿硃砂之類。而虫自下矣。紫河車丹。紫河車丸。青蒿膏。蛤蚧散。天靈盖散。選用。惟度其虚寔爲主。

凡體虚者。宜先用補法。扶其元氣。然後用王道之藥。

佐以一二殺虫之劑。如化虫丸史君子丸之類。或追虫後而繼以溫補亦可。不然。則虫去而元氣亦散。

傳屍之說。不必深泥。歷觀癆瘵。皆因酒色之類。損傷心血。以致虛火妄動。醫者不分陰陽用藥。病者不思疾繇自取。往往歸咎前因。甚則疑及房室器皿墳塋。及寃業飛尸遞相傳疰。古人亦云。癆瘵三十六種。惟陰德可以斷之。不幸患此疾者。或入山林。

或居靜室。清心戒慾。專意保養。庶乎病可除。根不
然。即服藥不效。
癆虫須分五藏。常居肺間。正所謂膏之上。肓之下。針
之不得。藥之不行。只宜早灸膏肓四花爲佳。若蝕
肺係。則咯。血吐。痰聲嘶。思食無厭。病患至此。未易
療治。當參究古法。九虫及一十八種虫名之異。併
紫庭取虫諸法。
晝熱行陽二十五度。大抵柴胡飲子。夜熱行陰二十

五度四順飲子平旦發熱熱在行陽之分肺氣主之故用白虎湯以瀉氣中之火日晡潮熱熱在行陰之分腎氣主之故用地骨皮散以瀉血中之火

凡治癆瘵或男或婦若濕火不退者不治不必治之

骨蒸癆者繇積熱附於骨而名也亦曰傳尸殗滯復連無辜其名不一此病皆繇脾胃虧損所致其形羸瘦泄利支體無力傳於腎則盜汗不止腰膝痛夢鬼交侵小便赤黄傳於心則心神怯悸喜怒

不時頰唇赤色乍熱乍寒傳於肺則胸滿短氣咳嗽吐痰皮膚甲錯傳於肝則兩目昏暗脇下妨痛閉戶忿怒五藏既病則難治療立齋云前症多因經行胎産或飲食七情而傷脾胃之所致又或病後失於調攝而成也

血風癆症因氣血素虛或産後勞傷外邪所乘或內有宿冷以致腹中疼痛四肢痠倦發熱自汗及婦人月水不調面黄肌瘦當調肝脾氣血爲主

東垣云喜怒不節起居不時有所勞傷皆損其氣氣衰則火旺火旺則乘其脾土脾主四肢故困熱懶言動作喘之表熱自汗心煩不安當病之時宜安静存養以甘寒瀉其熱氣以酸味收其散氣以甘溫補其中氣經言勞者溫之損者温之要畧云平人脉大爲勞以黄芪建中湯治之

冷勞者氣血不足藏府虚寒以致臍下冷痛手足時寒婦人月水失常飲食不消或時嘔吐惡寒發熱

骨節酸疼肌膚羸瘦面色痿黃也但此症有內外
眞寒內外眞熱亦有內眞熱而外假寒內眞寒而
外假熱之症

熱勞繇心肺壅熱傷於氣血以致心神煩燥頰赤頭
疼眼澁脣乾口舌生瘡神思昏倦四肢壯熱飲食
無味怔忡盜汗肌膚作疼肢體酸痛或寒熱往來
當審其所因調補氣血其症自瘥

醫案第五　採錄十之二三

劉某夫人年及三十稟體元弱未病十日前身如舟
中行後忽遍身痛臍下痛牙關緊不言目瞪汗出
大小便不通身熱延予視之診其脈俱浮細來往
不定一息十餘至重按則無退而思之外證皆屬
陽虛脈又無神臍下痛甚目瞪至死而醒陽和之
氣欲脫而胃氣虛升降失司故大小便不通且東
垣云裏虛則急以此思之則內外俱虛宜先建中
將四君去茯苓加歸芪各二錢熟附二分午前服

一帖，遍身痛稍緩，而小便溺矣。申時又進前劑，汗止，遍身痛已，大便亦通，但臍下痛不減，及兩脇痛。此陽虚也，寒甚也。又加附子五分，臍痛止矣。但大便了而不了，有欲出不出之狀，正東垣所謂血虚，加歸身一帖而愈。

予四弟永穆，年二十七歲，忽患痢，下紅，腹痛，後重，已三日矣。來取藥，付以芍藥湯一帖、香連丸二服，不止，反增心口如刀劃，當臍腹痛，肛門痛亦劇，聲撼四鄰自分必死告母訣别因整囊往鄉視之晝夜不得卧次數難定日下紅血一桶痛不可忍發熱流汗不食脉之六部俱豁大浮中沉無力四至予曰雖痛雖發熱脉無力已虚寒矣古人云脱血益氣此症正宜遂用六君子湯一帖次投異功散加升麻三分木香五分炒乾姜五分一劑去後覺疎痛亦可忍至五更腹痛如前予曰此藥力盡矣急煎一劑與之比前愈疎痛亦减七八即酣睡至日

中方醒云不甚好過予又曰此藥止能支持一覺
再煎與之遂安寢至曉心腹痛止後重亦可還服
前劑而愈一二日後因吃鷄肉仍前腹痛紅腫穢
下不止又三日病勢篤極復報予診之脉三至餘
浮無沉按之則大脾命脉微與補中益氣湯不應
此虛脫之甚加御米殼一錢亦不應下如洞泄流
汗發躁尺脉漸欲收短予亦慌急令人二更後往
城取參至早歸補中益氣加人參二錢服之下咽

覺憒此正氣欲復邪氣欲退也頃之精神頓增痢稍緩恐再作又一劑下注昏憒發熱燥諸証漸緩脉亦有神短脉退尋思久之古人云久瀉久痢湯劑不如丸散即合參苓白术散與服覺疎下至下午復躁予亦無奈再脉之左尺脉如火射狀此陰虛火動之象與加减八味丸五六十丸精神覺爽頃之又下八九十丸睡至天明病去十七方信立齋師加减八味丸治水涸之証即令朝暮服此丸

復合參苓白术散漸愈復勞覺小便痛想動色事故耳服以逍遥散門冬五味子而平

湯如玉母懷七月而生後每大便甚艱須二三時方安百治不效予謂屬肺腸氣虛不能吹送欲來不來乃脾虛也脾主信欲來不來無信也當補脾肺使各施其令而吹噓之氣自如調理果數月而愈

一婦年五旬二寸浮洪二尺小右關弦不思食頭眩余曰二寸浮洪痛主頭眩亦主上膈不清此陽氣

虛而越上。不能歸根復元。以致丹田氣虛寒。不能溫養脾胃。是以右關脉弦。飲食不消而少滄也。理宜歛陽氣歸於下焦丹田之内。丁焦溫煖脾胃。自健。水穀自化矣。用桂製白芍六分。五味子二分。白茯一錢。紫蘓五分。黑姜三分。人参五分。杜仲一錢。破故紙五分。炙艸四分。湯炮半夏一錢。加煨姜十餘劑而愈。

蔣懷舠年六十。素吐白沫已数十。矣忽喉中有噎意神倦食不貪脉二至來三五至即止如雀啄之狀此元氣大虛不能噓吸週廻耳用六君加肉桂吳茱萸乾姜二劑則脉連續而不止又二劑反加浮洪粗大数八九至發熱口舌碎乃虛陽上越之證脉巳犯難治之列且吐沫腎水泛脾虛失統也用十全大補加半夏陳皮吳萸四劑浮洪頓减病亦稍退稍勞即復服数劑復减再勞又如故至兩三月後藥亦不受亦不效五六日而歿先賢云粗大

之脉難治。書此以證之
三月間、予六弟年九歲、先於二月十八日病瘧𤸷退、
後發熱不已、不進飲食、雖飲冷水數口、少頃即出、
延至三月來報余、思之曰不思食、脾胃虛也。欲飲
水。熱也。少頃即吐。中虛假熱也。且兼吐酸水。此木
旺土衰之病。以六君加姜炒山梔澤瀉小柴二劑。
住少頃復熱。此中氣虛極。得藥力則退。藥衰復熱。
此藥力少而病氣重也。往診之。脾胃脉細緩而遲

無神。五六至不定。左三洪漫。喘氣晝夜不休。遍身發熱。云十餘日不更衣矣。遂勝蕖一次。出糞不黑而帶溏。非眞元之熱。乃脾胃氣虛不能升降耳。小便赤澁。欲便則呌呼痛楚之極。乃陽氣餒而下陷。升降失司。氣化失職所致。用補中合六味湯三帖。加麥門冬、五味子。喘氣即止。熱亦退。惟小便澁痛不已。仍用補中益氣加麥冬、五味、牛膝、車前、乾姜炒黑。清肺生水。升陽益胃煖中。一劑小便出血并血塊若干。乃邪火煎熬陰血乾枯而成也。又二劑痛止。飲食頓增。全愈矣。余曰、用前劑而獲如此之效。豈非補脾養肺。金盛生水。氣化自出之謂乎。了吾先師云。無非清氣下陷。不升不降。此翁諄諄言之。治百病無不驗。謹識此以語後昆。

張薇山夫人年四十外。病已八月多矣。遍身肉盡脫。氣喘不思食。延予視之。六脉俱和緩有神。四至。雖名有胃氣。經云、形肉已脫者不治。脉不應病者死。

姑用六君加門冬五味乾姜二劑。初覺不安。頭之

遂鼾睡。氣喘亦踈。聲亦響亮。復診之。六脉俱細。脾

肺二脉。似來似去。欲脫之象。此的爲死候矣。再三

諦詢。彼云稍可。但不思食耳。尋思此脉比前反退。

甚是不宜。又勉進前劑一帖。又瀉增胸膈飽悶。且

不納水湯。此中氣已虛。不能輸運。遂查曆日。乃乙

巳日。今晚死矣。重於甲。卒於乙。此五行之定制也。

已而果然。友人薛理還云。久病脉有神。服藥頓退。

此决死之病正如燈火之將滅反愈明而遽絶耳丹塗王盛之年三十餘六脉俱九至外証則咳嗽面赤懶言怕鬧時病已年半從前苦寒之劑不記数矣此真氣已虛而脉数也經云数則元氣虛数則脾氣虛又云数則有熱而屬虛是皆不足之症六脉中又脾腎二脉洪大此金虛不能生腎水也理宜補肺金生腎水水旺則制火金旺則生水平木木平則脾土盛又生金矣此正治也乃與云茲症

服藥十四五帖。或念帖。當有汗出。此陽氣升而經絡通矣。汗後即當倦八九日。或半月。此邪退而正虛也。或十日半月。元氣漸復。倦態方去。自後服温補脾胃之劑。又當痰動血動。或發腫毒。或作瀉。此數者。聽其自來。乃藏府邪氣欲出。發動流行之象也。倘不豫言。恐變症多端。患者驚駭耳。因與以補脾生肺滋腎水之劑五六帖。數脉不减。此真元虛而燥也。即以前劑去頭煎。服二煎三煎。不十劑而数脉退去。此時虚火一退。中氣便寒。以六君子加姜桂五六帖。脾氣運動。痰飲便行。歸於腰肋肝腎部分。大痛。邪之所湊。其氣必虚。益見肝腎虚矣。今外以鹽熨。内服二陳加桃仁、延胡索、薏苡仁二帖。大腸見痰血而痛止。復用補脾六君加五味、白芍而愈。倘不預明此理。則變出脇腰痛時。便没主張矣。

一婦年五十。小便時常有雪白寒冰一塊。塞其陰戶。

欲小便。須以手摳出方溺。否則難、予曰、此胃家寒、濕也。緣脾胃虛寒。凝結而下墜。至陰戶口而不即出者。脾胃之氣。尚未虛脫。但陷下耳。用六君加姜桂。不念劑而愈。

左光禄丞年及四十。兩目俱瘀肉滿珠。他醫與以祛風散熱之劑。不效。余謂脾主肌肉。此脾胃肉滯也。以桃仁泥二錢。枳寔一錢五分。連翹一錢五分。玄明粉二分。白芷二分。山查肉一錢五分。晚上日服一帖至十帖而全愈。余以此方治數百人。患此者俱未嘗不效。苐先曾服多苦寒之劑，已傷脾胃，不思飲食者。禁不可與。如勉用之，則眼必壞，且致虛損。如患此症，服過寒涼，已傷中氣，且宜靜養守之。亦得漸退。不可造次致於失明。盖此症醫者罕識。陽明多血多氣之經，而經云血寔宜决之。此方决之之意也。如患者脾胃素虛，必欲服之，或間日一帖，或間兩日一帖可也。急服則損目傷脾矣。

一女人胎八九月矣。忽腰痛甚。診之六脉俱細。二尺俱澁且弦。予疑之。視其懷抱不虛。予曰。雖是胎。恐難產亦恐或墮。後遇查育吾先生診亦如余言。以養血氣藥與服。遂得如期而產一子。然不基而亡。觀此女素禀弱。勉得胎孕而乏其滋養宜如此之剋驗也。

姪男甫六歲。三月間發熱三日。左面上心胃經部分出痘一顆。如鵞眼大。右眼弦胞皮上一顆不甚發而没。餘有細紅筋数条。至五六日不貫漿。發熱煩燥。晝夜不睡。肚飽咬牙寒戰。抽搐。時刻喊叫不安。余視之。六脉俱八九至。幸大便不瀉。予思曰。肚飽者。脾胃弱。不能輸運毒氣也。煩躁者。腎水不足而有火也。抽搐咬牙者。水不能生木。枯木生火。風木搖動之象。乘其所不勝也。大法當先保元氣。清肺金。生腎水。水旺木滋而火自息。遂定方名保七六三湯。保元湯七分。六味湯料三分也。加門冬五味一帖。鼾睡半日。醒而復躁。復半日遍身如蚊嚙之狀甚細。又照前一帖。復睡如前。醒復煩不安。予曰。鼾睡者。得藥暫元氣少復。邪氣少退之。故復煩者。裏毒未盡出也。復用參芪四聖飲一帖。漿足黃如蠟色。又七八日方脫靨。古云。三日熱。三日透。三日齊。三日漿足。三日脫靨。此爲正氣不虛者言也。虛而邪盛者。不拘於此。余曾見咬牙寒戰。俱棄之不醫。而諸書亦云難治。雖立齋先生有治法。不拘此

神化再出非庸醫可覷其一二者

葉少池令郎年十五發熱足不能行且痛予診之六脉俱數十至二尺弦細此血虚發熱兼濕有寒用逍遥加酒柏三分蒼朮一錢三分吳茱三分二帖全愈余不意應效如此之捷

五書終

五言

要訣五言

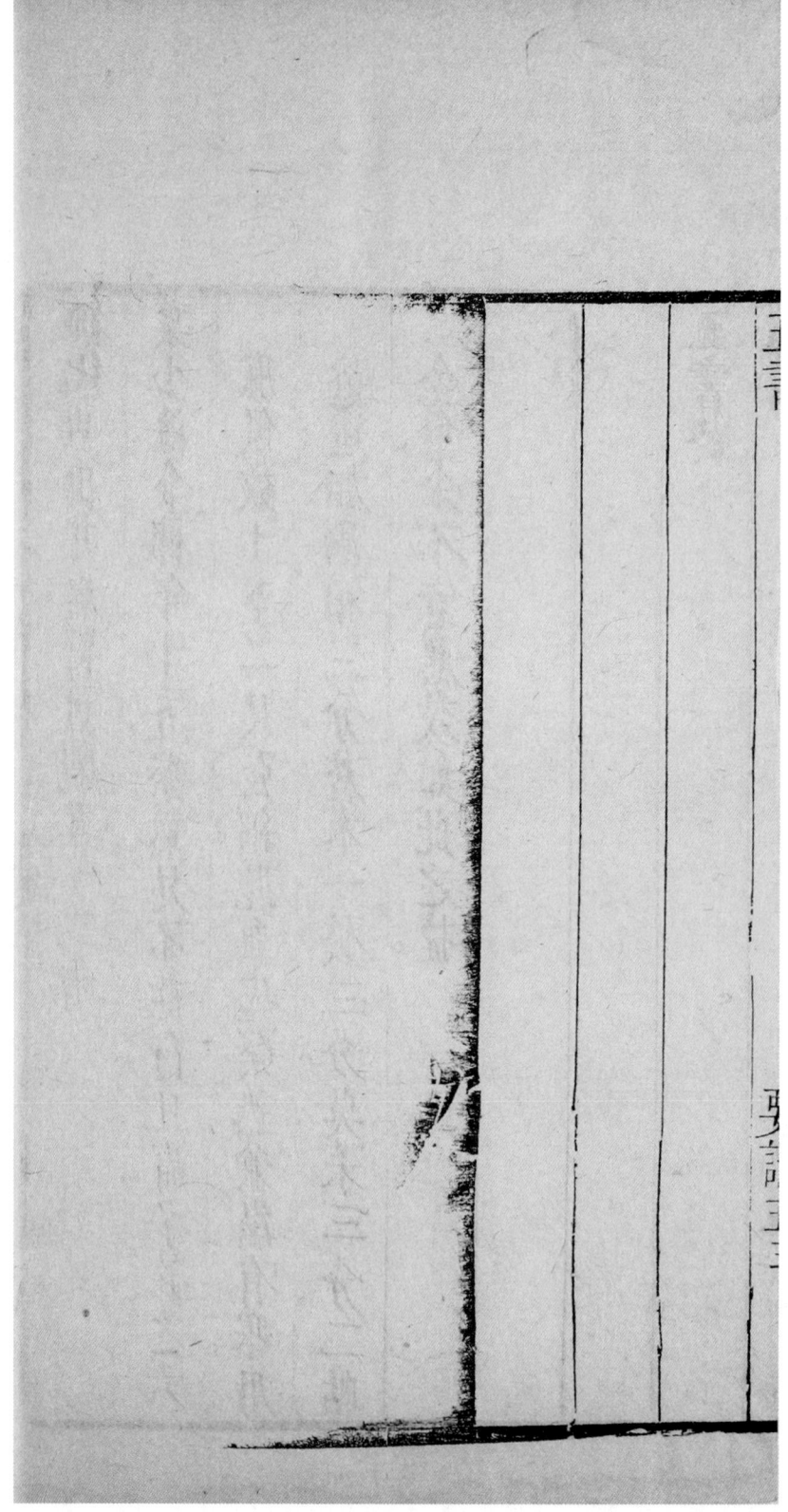

筆談小引

造物與人以五官百骸。而智慧生焉。人之所以靈於萬物者。心而已。然古人與今人。同一心思。而古人仰觀天文。俯察地理。創制立法。以及三教九流。百工技藝。無一非聖人作也。後之人循其規矩。亦步亦趨。且有學焉而不成。習焉而未解者。今人不及古人遠矣。予幼讀詩書。習舉業。非無功名之念。而質薄多病。遂留心岐黃之學。不遠數百里。訪求名醫。遂得眞傳。因思聖人之道成已便能成物醫道亦然迄今三十餘載雖不敢謂度越前人而不肯爲成法所拘每於靜定中察夫天地陰陽之理與病情之變化覺前人之說所未備而爲吾心所獨得者輙以筆代舌微露其端借不律爲生涯資人世之談麈雖街談巷議之俚言坐井觀天之鄙見而必有所得必將質之高明不敢藏其鄙拙選存已二十首倘遇聰明正直之士正其得失擴吾所未聞俾得深入精微之奥則人情物

理變態百端何難觸類而通以發揮夫古昔聖賢之
神奇而於造物生人生物之理或亦少有補於萬一
哉

時

康熙三十三年歲次甲戌新秋陳嘉璴友松氏漫題

筆談

人張

陳氏筆譚目

未完嗣續

筆談　醫案傳心錄嗣出

晉陵陳嘉璴樹玉甫著　男孚敬刊

致病論一

人之一身。不能無病。所云風寒暑濕燥火爲外感。喜怒憂思悲恐驚爲內傷。皆其自致者也。若五內調和。元氣充足。血脉生長。又有水穀之精華固護其身。何病之有。乃起居不慎。或溽暑過於納涼。或嚴寒失於周密。或恣啖生冷葷腥諸物。加以房慾不節。任性好勇。惱怒憂思。遂致邪入身中。百計驅之不得出。愈發散。愈虛弱。蓋外邪雖出。元氣亦從之而耗也。屢消導屢受傷。蓋剋削太甚。元氣亦從之而虧也。至若內傷諸症。勢必用補。而其間或夾雜痰飲咳嗽發熱虛火諸症。使醫者難於措手。既難專補。又難全瀉。纏綿歲月。久而不愈。元氣耗散多矣。此猶爲醫之得當者言也。若不得其法。內傷誤認外感。當瀉而補。當補而瀉。禍不旋踵矣。夭促之根。實由於此。由是觀之。與其得病而求醫。何如善養而卻病。一切風寒暑濕。避若寇讎。其憂怒房勞。視如毒螯。平心静氣。保全壽命。豈不休哉。

蔬穀肉食論　二

人所賴以養生者唯五穀。而以蔬菜和之。極爲有益。五穀令人飽腹。但穀性粘膩。艱於運化。蔬菜入腹先化爲水。則穀食鬆而易消。乃膏粱之家竟有鄙蔬菜而不食。非肉食厚味不下咽者。不知肉性更粘膩。或飽食後而加以惱怒。則生痞生痰。或縱以房幃。則精血散亂。百病皆由此生矣。試觀藜藿之人。反能無病。雖病亦易愈。非其驗歟。唯高年人精血漸耗。飲食少味。藉此作羹以充養人身之血肉。所謂同類相求也。故聖賢有七十食肉之訓。（此不是爲老人開葷然亦正是要少年惜福）不可太過。過則膩膈而生痰。無益而有損矣。若病人邪氣已盡。精血不充。亦可借以潤澤其枯燥。故仲景有豬膚湯。專爲潤燥而用。然不過每日一啜之耳。若

不論早晩。非肉食不餐。致病未必不由於此。養生者其知之

藥論　三

嘗觀藥物之性。自草木以及昆虫金石之類。皆偏於一者也。或散或消。或寒或熱。或補或瀉。無一而非偏也。故有是病。不得已而用是藥以攻之。病去即非常用之物也。如將帥用兵。必有賊據某處。方發兵以攻之。賊平則已。若無病而服藥。豈有無賊而發兵之理

乎故不特消散寒熱之類為偏即純補之物亦偏也若本元不虛何補之有乃世人偏僻之見喜瀉者聞硝黃而心愉喜補者得參芪以神愉畏熱者聞桂附而心已震驚畏寒者未見芩連而胸先痞塞豈不惑哉故有是病而用是藥不可妄執已見而偏於一也是在操司命之權者善用之耳嗚呼聖醫吾不得而見之矣得見善醫者斯可矣

人身小天地論四

人身一小天地人皆以爲頭象天足象地夫頭象天是矣若云足象地則不然天至高頭亦至高故云象天然天一清氣上浮耳若清氣之上更有天即佛典所謂清空之上有三十三天也上有樓臺殿閣人民居址諸佛菩薩嘗至其所諸天龍神皆來聽法東西南北各有八天其最高一天爲醯摩天以故人身之頭象之但天之下有日月雲霧人身當以何物象之經曰肺爲生氣之原心爲君火又曰君火以明此生

氣者非雲霧之象乎明者非日月之象乎又云地氣上為雲天氣下為雨人身胃氣蒸騰上薫於肺則肺金方生水下降非為雲為雨之象乎若以足為象地經曰四肢為諸陽之本地屬陰不可以足之陽象之且手足為運動之體地主靜又不可以足之動象之蓋人身中之有胃則地之象也地中有水則腎之象也胃之內大無不包小無不入水穀並行猶地之厚載萬物也至胃之下有腎猶之穿地得泉也冬至一

陽生。從地而升於天。人亦從督中一點真穴漸次上升也。豈有從足上升之理哉。管見如斯。不知博雅君子以爲然否。

水旺於冬論　五

四時正令云、春木旺。夏火旺。長夏土旺。秋金旺。冬水旺。春夏秋三時無論矣。惟水旺於冬之說。不能無疑。試觀江河溝渠之水。至冬皆淺涸。何以言水旺于冬。及悟人象天地之理。而後知水旺於冬者。猶人身之腎水旺也。夫江湖河海之水，土上之水也。猶人身胃中之濁水也。五六月間濕熱盛時，濁水沸騰，胃氣往往不清。至冬而真水入藏于地下，故土上之水少，而在下之真水獨旺。以故冬令井中之水温如水之藏腎中而得真火以温之也。人但見冬令水涸，便云水歸冬旺之説謬。孰知歸藏土下而爲真水旺之理乎。故明于人身一小天地，則陰陽五行生人生物，何一不與天地相符合，豈徒水歸冬旺之一端而已哉。

陽氣論六　凡三條

人身不過陽氣陰血兩者而已。然嬰兒號曰純陽，其身矯捷便利，至年老則筋骨牽強，步履艱遲，涕淚自出，眼昏耳聾者，其故何居？曰不過陽健陰鈍之理而已。人身以氣爲主，氣若充足，則周身皆元陽所到，血附氣而行，自然四肢百骸無不周徧，而健捷也。然人必賴飲食以生，飲食入胃，其清者上升而爲氣，即以氣之有餘者下降而爲血，其渣滓濁物從大小便泄去。是吾身元氣常在也。乃稍有知識。卽躭嗜慾。精者陽氣所釀而成。古人以精氣神合爲一物。此精日泄。則腎中之眞陽漸微。而不能成收藏之用。遂致濁氣上攻於胃。若脾胃無虧。猶得潜行嘿奪運去。濁氣若脾胃有虧。乘此濁氣上攻。渣滓滯而不化。卽生痰留飲。以致上集最清之處。混而爲濁。久之上攻頭面。遂有眼昏耳聾、頭重脚輕諸症出也。卽此推之。其爲陽氣虚、陰氣盛無疑。陽氣虚者以胃中不能生陽上集宗氣爲胃中濁氣所亂也陰氣盛者非謂眞陰自盛蓋以泄去陽精而陰中濁氣不藏而上攻也此時急宜扶其元陽保其胃氣使脾胃壯盛然後能復升清降濁之職則上集元氣不傷自能下降而生陰血矣醫者每賤陽而貴陰動輒用滋陰諸藥不知陰藥多滯胸中既多痰飲不降而反揚其波而濁其流豈能愈哉如嬰兒陽氣充足食即易消生長甚易至十六歲以後即身中嘗有所去然賴

胃中陽氣健運猶易生長至三十以外猶不衰四十以後所泄既多生長亦不易更以人事勞怒等擾其胃則陰氣漸盛陽氣漸衰遂有遲鈍諸象見矣此皆陰長陽消之驗也內經曰陽氣者精則養神柔則養筋又曰陽氣者若天與日失其所則折壽而不彰又曰年四十而陰氣自半也起居衰矣年五十體重耳目不聰明矣年六十陰痿氣大衰九竅不利下虛上實涕淚俱出矣此段妙文被後人註壞其言陰氣自

半者。蓋言濁陰之氣有半奪去元陽之半。非謂眞陰尚存其半也。故起居衰五十則陰氣更甚。直至頭面。故耳目不聰明。至六十則陽氣奪盡。僅存濁氣下集之陽已滅。故陰痿上集之陽亦無。故氣大衰。九竅不利也。經文妙旨如此。奈何動輒補陰。殊不知陰無陽則不能生長。所有者死陰耳。焉能生人生物哉。仙經曰。陽氣一分不盡則不死。陰氣一分不盡則不仙。所以人死曰斷氣。可見陽爲人身之寶。而不可須臾無也。不曰斷血善攝生者。于少年時。常保其精。精者命門之陽氣也。不然何以不謂之陰精而謂之陽精耶。常調其胃。至中晚年常服健脾保氣之藥。使陽氣常存。濁氣漸運。務使陽氣旺。陰氣消。則耳目聰明。身體强健。保合太和。長有天命矣。

或謂四君四物。乃補陽補陰兩大法門。不可偏廢。若專補元陽。豈四物遂棄而不用乎。曰非也。陽有邪陽正陽。而種邪陽者。外感風寒。陽氣被鬱。遂發熱而成火。此火反能耗陽氣。故不但不可用參芪术草豈宜以麻防等藥泄去之。或邪去而熱未退。或胃中猶熱。或脈沉候無力。或尺中空虛。是爲陰虛之熱。則用四物以和其陰陽。此審其孰有孰無以調和之。非謂補陰之藥絕不可用也。吾所以言保陽者。蓋謂身中濁陰原盛。故宜急保其陽以驅其陰。非謂世上無陰虛之病也。若陰盛而仍補陰。斯僨矣。更可咲者。見有痰滯胸膈不利之症。養陰藥內更加只殼橘皮等藥以耗氣。斯則總未明濁陰于陽之理也。若醫者於陽不可泄之理。了然於中、處處護持陽氣。雖日用四物知栢等藥。自不至於陽有礙。斯爲善用藥者耳。

按陽氣有三種。一曰宗氣。即膻中之陽。此陽屬肺。所以通治節而行皮毛。衛外而爲固也。即上焦如霧也。此氣降下。即爲陰血。所謂金能生水也。一曰胃中之陽。又曰中氣。食物之精華。賴此以上行于肺。所以子母相生而無病。經所謂温分肉而行肌膚者。以此四肢爲諸陽之本。亦此胃中之陽氣也。一曰腎中之陽又曰命門眞火精氣賴之以溫水穀賴之以腐尤爲人身之根本不可一刻無者也大抵發汗過多卽傷上焦膻中之陽勞碌過多卽傷中焦脾胃之陽色慾過多卽傷下焦命門之陽三陽旣傷濁陰獨盛斯時猶不知保其元陽而汲汲以滋陰爲務其不至於危殆者幾希矣

廣嗣論七

世之艱嗣者每用調經種子等藥往往不効或云不

至理名言

宜專責之婦人男子亦有精寒不育者此說人亦知之廣服煖腎固精之藥而艱者仍艱然余以冷眼泛觀凡天資刻薄陰謀害人交財尖削者往往艱嗣是又當存厚道積德於冥中以待之矣然有最平易處人往往忽之婦人行經之後男子養精畜銳與交一次第二三四日卽不宜再交恐胞中遺失也至第二月經將行前五日預戒其弗勞碌惱怒靜養十餘日若經不來則胎已成矣此時之胎如荷葉中之露流

走不定。一犯房室勞怒諸事。則子宮不守。必下而爲經。世人不識。謂前此未成胎。經又行矣。不知其與小產等也。第二次亦然。久之胎宮遂滑。精雖入即便滑出。永不結胎。皆自誤也。此最顯淺易明之理。而人每忽之。或經盡遶交數晚。初留者去。後入者遂滑。且男子精氣久蓄則凝而氣足。若連媾則淸而散矣。又對月經期欲來。胞門未嘗不動。此時以房勞惱怒擾之。則此露珠遂從經而下。此人人所忽者。余於靜定中

悟出故特表之使人人盡獲蠲斯之慶豈不美哉

遠禱論八 遠去聲

神農嘗百草所以捄民命也人不幸而有病必延醫服藥以治之此正理也然藥止能捄有命之人若命絶數盡病必揣而不能捄乃世俗之人不信醫而信巫不求醫而求神不亦惑乎夫神聰明正直豈有無故降人災殃博人血食之理世人之病非外感即內傷皆其自致與神何預哉乃不論何病不問病從何

起輒請師巫判斷遂至齋天獻神無所不至貧者雖破家不顧焉不知天至尊唯天子方可祭之豈庶民可對越者神亦至尊即如府縣官亦豈小民所得邀請者且因此而殺生害命非唯不能邀福且致禍也坐令病者外邪不出血肉日耗内傷不補肌化痰涎輕者重重者死矣猶謂命數當絶神明不祐也嗟乎何愚一至是乎使得病之初及早求醫用藥使外邪速去内傷速補縱不能全痊亦必十生八九既不傷

財又不害命何其簡而且易哉乃祈禱之風非特鄉愚僻信即知書達理之士大夫亦有酷信此事者噫嘻時非殷俗何須尚鬼彼鄉愚不必言乃正人君子亦蹈此弊豈非鬼弗祭之文未嘗讀耶古有祝由一科不過以符呪之術禁之耳然終涉於渺茫久而不行唯醫學數千百年興而不廢亦可見古聖人之源流矣吾願當事者先禁祈禱之風不獨民命賴之以安而萬姓之身家亦賴以保矣其功澤豈易量哉

脉藥難無妙論九

治病之要曰切脉曰用藥切脉者審其六部何有何無孰虛孰實是外感抑是內傷某部有病累及某藏某部無恙未常受尅再問其病症一叅合之病與脉合方敢用藥藥者去病之物猶地方有盜發兵勦除之或地方遇荒饉則發粟賑濟之故藥為兵粟之類而用藥之人猶有司及將帥也善為政者治民而民安善為將者用兵而寇除善用藥者治病而病瘳是

皆抱經濟之才出入從心無往而不如意者也獨怪爲醫者遇病之來不論何經何藏以藥投之不能中竅非脉理之欠精即用藥之不當此爲脉藥俱差者也亦有善切脉者下指即知其病屬何經言之中理及至用藥不能識藥之性情或分兩少而力不專或品数多而氣味雜遂致不能奏效此用藥之不妥者也亦有熟讀本草深明升降攻補之理及臨病診脉不能盡晰其精微以致病情既誤而用藥遂至棄有

過而罰無過。此不識脈之過過也。甚至止憑利口。文過飾非。或強不知以爲知。或詭名之以某病。遂致馬鹿相混。病不能痊。甚矣。脉藥之難兼妙也。故知醫非易事。先須脉理詳明。再要藥性貫徹。一病到手。診問相參。務使確而不易。然後用藥以治之。必以某藥爲君。分兩獨多。稍附以佐使數種。弗令龐雜。方能直攻病所。隨到成功。乃爲醫中之英傑。此三折肱之說也。豈粗心浮氣。徒鳴一得者之能彷彿其萬一哉。

古方脉論十

古人脉理既詳言之。後人自可按圖索驥。乃用藥之妙。萬不及於古人。試觀古人立方。止二三味。以至五六味而止。其爲君者必用一二兩。藥味少則專一。分兩多則力大。以此攻病。病焉有不服者。蓋明醫用藥之妙。由於識脉之精。其方下不言脉者。以方可設一規模以示人推測。脉則難圖一式樣以與人描畫也。在善悟者領畧之耳。且設方原聽人加減。未嘗執一也。若後人立方每用十一二味。更有十五六味者分兩止用一錢。或八分。有少至三分二分者。總因胸無主持。故用此攔江網耳。其能去病否乎。可見用藥必宗古聖。味數少而分兩多。方得箇中之理。

一病可兼五虛五實論十一

嘗讀醫書頭痛一條。分六經治。謂太陽羌活陽明白芷去云。可見一病即分六經也。傷寒一門。仲景分六經治。有成書可攷。咳嗽一門。內經分五藏六腑之欬各不同痿痺等症亦然即此推之是病皆可分六經而治也其分法即於脉内求之予嘗以是活法遍治諸病無不效驗如腫滿一症若診得肺脉實則曰肺氣被壅治節不行遂用開肺之法肺脉虛則曰氣虛不能通調水道下輸膀胱用保金之法診得心經實則曰君火妄動壅而不下則用導赤之法心虛則曰陽神無主陰氣上干則用助陽養火之法脾實則曰積滯留中濁氣停滯則用瀉黃之法脾虛則曰不能

運化敷布陰陽。則用益黄之法。肝實則曰木氣過旺。土受其制。則用瀉肝之法。肝虛則曰不能行春生之令。以致濁氣壅遏。則用保肝之法。腎實則曰陰氣塡塞。大小腸燥結。則用瀉腎之法。腎虛則曰水不閉藏。寒氣壅盛。則用保腎之法。以上不過偶舉一二。略示一規模。可作斷病之法。不可過於拘泥。一症而分五藏虛實。調治於其中。必求一語與症理相合。隨手用藥。無不立愈。即以此法遍治瘧痢外感內傷諸症。無不皆然。萬病之來。總在三指下。

六部内測其虛實以靈心與妙手合然後此中線索已在吾胸中遂舍病名而尋其瑕至瑕既成瑜而其人之痼疾不覺脱然矣此余一生秘訣舉以示人不敢私也猶憶有病瘧者尺脉數而無倫汗出不止知其陰已將絕以黄柏知母與之一劑遂愈又有痢疾者服諸消導分利升提之藥幾遍延予時已奄奄一息予診其肝脉緊實卽知其惱怒而起以牡丹皮三錢與之遂愈若不從活法求治幾曾見黄柏知母能

治瘧乎。又豈見牡丹皮能治垂危之痢乎。是在解人
善悟而已。

脾腎互補論十二

古人有補腎不若補脾。又有補脾不若補腎之說。兩
者牴牾。後人無從着落。夫補脾之藥皆燥。腎惡燥。是
補脾則礙腎。補腎之藥皆濕。脾惡濕。是補腎則礙脾。
故世又有依違兩可之法。脾腎雙補。用一半燥藥。一
半潤藥。總不明補脾腎之妙理也。夫脾者土也。土不

足則不能防水水卽氾濫而無制上攻而爲奔豚諸症要知此水氾濫原係腎虛不藏故邪水干於脾非眞精之上攻也故用養脾之藥者所以鎮定中州使水不上溢耳況土生金金又生水腎氣自足故云補腎不若補脾也若脾土原燥腎氣自不敢凌脾腎兩安何補之有至補脾不若補腎之說其中更有玄妙夫旣脾腎兩虛矣而又用補腎潤劑不幾脾氣更濕乎要知此乃補腎中之火非補水也書有云木生君

火君火授權於相火火乃生土故知非此火則土無以生古人以此火譬釜底之燃薪最爲切喻釜底火燃則釜中之物自熟人身命門與胃同此義也故八味丸爲補腎之聖藥以其中桂附能補命門耳若不知此説而妄用潤劑脾必日敗飲食減少而欲求腎氣之充其可得乎

精氣神論十三

人身有三寶精氣神而已經曰精能生氣氣能生神

又云氣歸精精歸化化生精氣生形夫精能生氣一語頗費揣摹鑿書但云胃中清氣上升則爲氣從肺回下則化爲血精者血之所化若如此論卽當云氣能生精何以云精生氣耶且腎藏精未聞胃藏精也予以格物之理悟之如一杯之熱水其氣上騰試以物覆之則所覆之上盡皆成氣方怡然自得曰精能生氣之理如此夫精者陽精也陽卽水中之火也倘水中無火卽爲寒水寒水氣從何來故知命門之火

爲人身生命攸關矣再以太陽之火而論江湖之水終日太陽所照其三伏中河内之水亦熱未見其有氣升騰也即畧有之豈能如釜中及盞中熱水之氣哉故太陽之火即人身之心火此火可溫養肌膚使皮毛陽氣充足以敵外來之邪氣而已若欲生土生金必藉此命門之火且精既生氣氣又生精兩者循環無已也至神之一字即人生日用常行流動充滿之謂有此精氣互生而其中自有神居焉先明此理

然後再論氣歸精卽氣生精也精歸化卽精生神也化者經曰變化不測之謂神是也化生精神又能生精也氣生形氣又能生神也形卽神之別名精言之曰神粗言之曰形由是觀之三寶互爲子母生生無窮其人身造化之玄機乎

辨手少陰論十四

經云婦人手少陰脉動甚者妊子也解之者曰手少陰心經心主血心脉流利則血足故知其妊子乎調

不然夫胞門子户在於少腹與大小腸同候於尺部豈胞門有胎而於心經候出之理若胞門於心候猶云心與小腸同診落在高陽生窠臼中矣若云心主血則肝爲血海腎爲生血之源何非受妊之應奚獨取心經血足而方斷爲妊子乎然則内經之説謂何曰内經原不錯人自錯讀了蓋以婦人手爲一句讀斷再以少陰脉動甚者爲一句則自了然其云婦人手蓋兼兩手而言少陰脉正指腎脉以腎爲足少陰

也經文少一足字恐手足二字相連後人誤疑欲診足脉方斷爲妊故不入足字其實少陰二字卽尺部也再觀仲景脉書有寸口趺陽少陰字後人誤認寸口爲手脉趺陽少陰是足脉得程郊倩先生指出云寸口謂寸趺陽謂關少陰謂尺原指手上三部何曾言及足脉此等妙解豈不深切著明可見內經少陰二字指兩尺言且歷觀候胎之法皆從兩尺候之如云左尺疾爲男右尺疾爲女若以手少陰心經從左

寸斷之則此從尺斷者適經乎叛經乎是雖有經文而不適於用猶之乎弗讀也予向抱此疑歷詢同人俱無的解忽於靜定之中悟其句讀之誤遂成一句有用之經文不可謂非管窺之一得也

土多論十五

嘗觀脉論有四臟中皆有土而土中亦具四臟之說固知土不可一刻無也卽六脉皆欲有胃氣之變文胃主肌肉人之一身從頭至足肌肉爲多卽臟腑之

在腹者亦肌肉之類也其皮毛血脉筋骨俱介在肌肉內外之間故以人身之象推之四藏不可無土土中亦具四藏之義蓋明然人身一小天地尋常遍觀山河大地諸形象亦皆土多也如房屋必有基址以及城池街道山巖田陌無不皆土而四物即雜處於其間江湖河海象人身之血百派流通林木盤鬱象人身之筋遍處維附太陽中天象君火在上無物不照雲霧滿空象肺金無爲大氣包圓而此四者又俱

土與爲恩。如水有土則不泛。木有土則不偏。偏者側也、桺木俱藉土以壅其根、無土匪特不生、必欹傾矣、又如梁棟必藉牆壁、無牆壁則傾頹矣、是匪特不尅土而土反爲之、用也、尅土者、如以木擊土、土即碎、此頹土也、非大地發生之土也、可見土必先頹、木方尅之、而侮土之木、亦枯木也、火有土而艷、艷滑光。君火在上、象日之無所不照、所照者土多、而光明耀目、未必非火土相合之色也、金有土而生生不息。五金之礦皆生土、又地氣上爲雲、由是推之、四藏不可無土之義益明矣。妙哉天地之象。與人相肖也。古聖人以土主脾胃二藏。又以脾胃主肌肉。其旨精矣、人之初生。囫然落地。即恩飲食是身賴以生者土也肌肉漸充身體日長是所生長者土也而木火金水四物俱隨土而生旺焉迨至年老病憊亦必先頹其土肌肉消瘦飲食不進而終豈非土衰而四臟皆無所養歟觀此則山河大地之不至崩裂者以土之厚重而冲和也人生可一刻無此冲和之氣哉

經絡論 十六 計二條

人身十二經絡手足三陰三陽以及奇經八脈經直

行絡旁行從頭至足雖各有部位而路道則相通其頭之走至胸手足手之走至頭胸足足之走至頭胸手譬之通衢之路東西南北其間大街小巷左曲右折路道無一處不通有大路之窵遠者必有小路之捷徑者可以四通八達其大路非經之直行乎其小路非絡之旁行乎其四通八達非走頭走足之謂乎

醫者先明經之直行如大路之正直次明絡之旁行如小路之委曲貫通則人身經絡之縱橫了然於胸

中矣。
阻滯一症。如痰飲氣滯。食積瘀血之類。皆足令經絡不通行。以致變生諸症。或痺或痛。或麻木腫脹等。但經中有阻。脉必見出阻象。明眼者識其阻於某處。先通其經絡。俟其氣血調和。各症不治而自去。此提徑之門。可爲後學隅反之助。

君火以明解十七

內經君火以明。或作名。辨之者曰。必君一身之主。豈虛名乎故知明爲是言君火之體如離照當空無幽不燭有文明之象焉然猶未盡厥旨也淺而論之作明白之明凡五臟唯心最明四肢百骸皆爲所用是也若光明之說以心爲火體如日月然故以明字加之然又云天有日月人有兩目所以太陽屬心何又以日月屬眼蓋人之一身能明者唯日月其心之外候乎經以眼爲肝之外竅乎以爲竅則爲肝神則爲心子輿氏曰胸中正則眸子瞭焉胸中爲心之部而

以心應眼。正合君火以明之妙義也。且醫經以兩目皆紅肉屬心。而凡心經邪熱甚者。兩眥必生眵。目因之而昏。是又心屬眼之驗矣。故凡有目疾者。唯邪火熾盛。暴赤之目。當暫用清火驅風。其餘一切眼目昏花。及畏日羞明。或岐視與不能久視者。俱不宜用寒凉降火。但當以活法。百計養其心血。而心自明。心既明。則外竅眼目猶昏者。未之有也世之醫者。自郡縣以至鄉鎮。未易更僕數。其間豈少明理之士。而道每不能大行。所以不行者。其故有五。一曰時運不齊。一曰處世不善。三曰偏僻成性。四曰藥力太遲。五曰利心過重。請申言之。人身之病難易不同。易者不必言。其犯手難治者。雖竭盡心力不能成功。往往不言其病之拙。反怪其醫之謬。或重症痼疾。非數十劑不能愈。至服藥多而未即效。病者必惡。更換他醫。每因前人藥力將到。投以數劑而奏績。遂歸功於後人故運亨者所遇多易治之症所收盡一簣之功遂致其道大通而運蹇者所以不行也夫醫家一與富貴介相交未免意氣驕傲遇貧賤之輩奴僕之流即有倨而不屑之意以致譽之者少毀之者多世人以耳爲目遂致聲名日壞此不善處世之過也醫理精微神妙古大家尚有一偏之學如東垣喜升陽丹溪喜滋陰河間專降火子和唯汗下世人習一家之言執而不通往往誤事如三十年前遍尚滋陰

近又多有矯丹溪之弊。而開手即用桂附者。不知寒熱補瀉。各從其病。豈可一例施之。物而不化耶。至于諸藥中。唯大黃巴豆之類。服之立應。若補養氣血之藥。則緩而不能速。如人之於飲食。一日不再食則飢。補藥亦然。亦有數十劑或百劑方効者。藥味甚多。人焉肯服至數十百劑哉。又有當補而邪未袪。用一氣微汗。一旬微利之法。服至半效。又要汗下以散其邪。此則前功盡廢。後雖復用補劑。而効愈遲矣。至於醫之爲業。雖可藉以養生。亦須取之有道。乃多方謀利者。或合諸丸散。加以美名。高檯價值。遇病之來。毋論貴賤。強取其值。在醫者以爲得計。而不知實喪良心。且一被人指譏。識破底裏。則怨聲載道矣。每見有索人重價。修合丸料。詭云當用人參珍珠琥珀等物若干。而實與以尋常草木之藥。雖一時飽其私橐。豈能終身受用哉。嗚呼。有此五者缺陷。埋沒無數名流。然總因時運不齊。有以限之也。人生世上。良心自不可壞。運氣又可忽乎哉。

脉症不合論　十九

古聖脉書盈篇累牘。一脉有一脉之形象。有餘者脉必洪實堅剛。不足者脉必細微軟弱。此一定不易之論也。乃後人又有從脉不從証。從証不從脉二語。夫從脉不從証者。或証似有餘。脉反不足。証似不足。脉反有餘。斯爲假症眞脉。治病但從脉斷。亦正論也。若從証不從脉一語。似乎止據病醫病。不復辨其虛實。

甘爲頭痛醫頭之醫矣心竊疑之及歷觀諸症竟有極虛之人得洪大無倫之脉又有微細如蛛絲而反無病且强健毫無虛意者此曷以故及讀靈樞通天篇方知世有五種之人其略云有太陰之人少陰之人太陽之人少陽之人陰陽和平之人云云後細論其性情細遞其鍼法寻方悟其雖未言脉其五種人即先天所稟使然稟於陽者脉即偏於陽稟於陰者脉即偏於陰也惟陰陽和平之人其脉輒與病相應

虛實寒熱。指下了然。故愼齋先生有云。豁大有力必死。非卽偏於陽之謂乎。人但知脉弱極者必死。焉知洪大之脉亦爲死証乎。故爲醫者。全要心機靈活。廣詢博覽。方能舉一、而必當焉。則從証不從脉一語。允爲有裨之論。

五臟六腑衰旺論二十 附圖

東垣常云、三伏之氣。庚金受囚。又云、壬膀胱之寒巳絶於巳。癸腎水巳絶於午。雖能隨文順釋。究竟不知所謂後觀星書上有長生、沐浴、冠帶、臨官、帝旺、衰、病、死、墓、絶、胎、養十二項。予恍然悟其生旺衰絶之象見由于此。蓋以人之心肝脾肺腎應丁乙巳辛癸，小腸膽胃大腸膀胱應丙甲戊庚壬，此十字各有長生。如丁火長生在酉，丙火長生在寅，辛金長生　在子是也。以陽順數，陰逆數之法排定，然後縱横查之，則某臟在某月衰旺之說見矣。醫者熟玩之，遇生旺之臟，月令與脉合，方可瀉；遇衰絶之臟，月令與脉合，方

可補如臟令與脉不合遇衰絕而反旺遇生旺而反衰補瀉之間郎宜小心斟酌不可任意恐致實實虛虛之禍也今附其圖於後

		長生	沐浴	冠帶	臨官
子	辛	肺	膽		腎
丑				膽 腎	
寅	丙戊	小腸 胃	腎		膽
卯	癸	腎	小腸 胃		肝
辰				小腸 胃肝	
巳	庚	大腸	肝		小腸 胃
午	乙	肝	大腸		心 脾
未				大腸 心脾	
申	壬	膀胱	心 脾		大腸
酉	丁己	心 脾	膀胱		肺
戌				膀胱 肺	
亥	甲	膽	肺		膀胱

帝旺	衰	病	死	墓	絕	胎	養
膀胱		肝	大腸		心脾	小腸胃	
	膀胱肝			心脾大腸			小腸胃肺
肝		膀胱	心脾		大腸	肺	
膽		心脾	膀胱		肺	大腸	
	心脾胆			膀胱肺			大腸腎
心脾		膽	肺		膀胱	腎	
小腸胃		肺	膽		腎	膀胱	
	小腸胃肺			膽腎			膀胱肝
肺		小腸胃	腎		膽	肝	
大腸		腎	小腸胃		肝	膽	
	大腸腎			小腸胃肝			心脾膽
腎		大腸	肝		小腸胃	心脾	

十一月　十二月　正月　二月　三月　四月　五月　六月　七月　八月　九月　十月

按此十二字古人以長生起養字止大有深意以予揣之甚言人一生之事乎據理該胎字起胎卽有生之最初也胎而後養養而後長生長生而後沐浴沐浴而後冠帶冠帶而後臨官臨官如樹之已花人之已壯故臨官而帝旺旺則必衰故旺接衰字甚可畏也衰卽病病卽死死卽墓墓則絕矣絕後又從胎起一生之事盡此十二字矣其不從胎起而從長生起

者倣正月不建子而建寅之意。且以見貞下起元生生不已之妙。

陳氏筆談末卷終

先嚴行狀畧録

公諱嘉璴字樹玉號友松其先世大傅公自唐入閩代有聞人世傳理學公祖霽庭公從曾祖靖山公宦遊金陵贅于上元黄氏與毘陵鄒氏交善崇禎戊辰僑寓毘陵卒焉有子四人長孝卿公即公之父以孝義聞郡邑友松公能讀父書仁孝克成父志有陟岵詞三十首傳誦者輙流滂幼習舉子業目數行下經史八家手自批録詩文俱自出心思嗜古帖工草書

善畫蘭精圍碁嘗曰爲人子不可不知醫博訪名醫
遂得眞傳因題曰草木性靈堪壽世經書旨遠可參
天遵祖父訓每旦讀感應篇堂妹幼失怙恃勉力備
奩資嫁之兩堂侄幼孤衣食教誨如己子俟成立始
歸親族朋友所負累千金嘗曰寧人負我我不可一
毫負人延師課子備極忠敬脩脯外求無不應嘗曰
吾能無慚於北溪公則幸矣四十外致力元門終夜
危坐尤精研內典纂輯藏經批註不輟寒暑手録成

帙者三百餘卷持齋三十餘年朝夕拜誦未嘗一日
息繼父志于郡南宏濟庵每月朔舉放生會正月倡
首捐資年近八旬終始如一望日則講解諸經于西
郊之楞嚴靜室座右一聯曰正在夢中能自覺全於
假處見真如居家則權量必平償租穀糴薪蔬者每
歌頌于路嘗曰農人最苦負担利徵我吃虧有限者
輩不無小補其他周急施惠不能悉數揔之孝以事
親敬以事師厚以睦族嚴以訓子慈以與衆事蹟斑

珽允堪楷式當世雖数奇不偶然不于其身必于其子孫今長君孚篤于孝友立品端方豈止食餼黌宮推文壇祭酒公亦可以無遺憾于後矣松源等誼切葭莩情兼世講闡揚盛德乃分之宜而觸筆生悲實多掛漏以長君命不敢以不文辭謹狀

卜君諱松源字渭川號磊軒執筆公同參訂其四十餘位皆一時端方正直諸君子也